축하드립니다

님께

(이)가

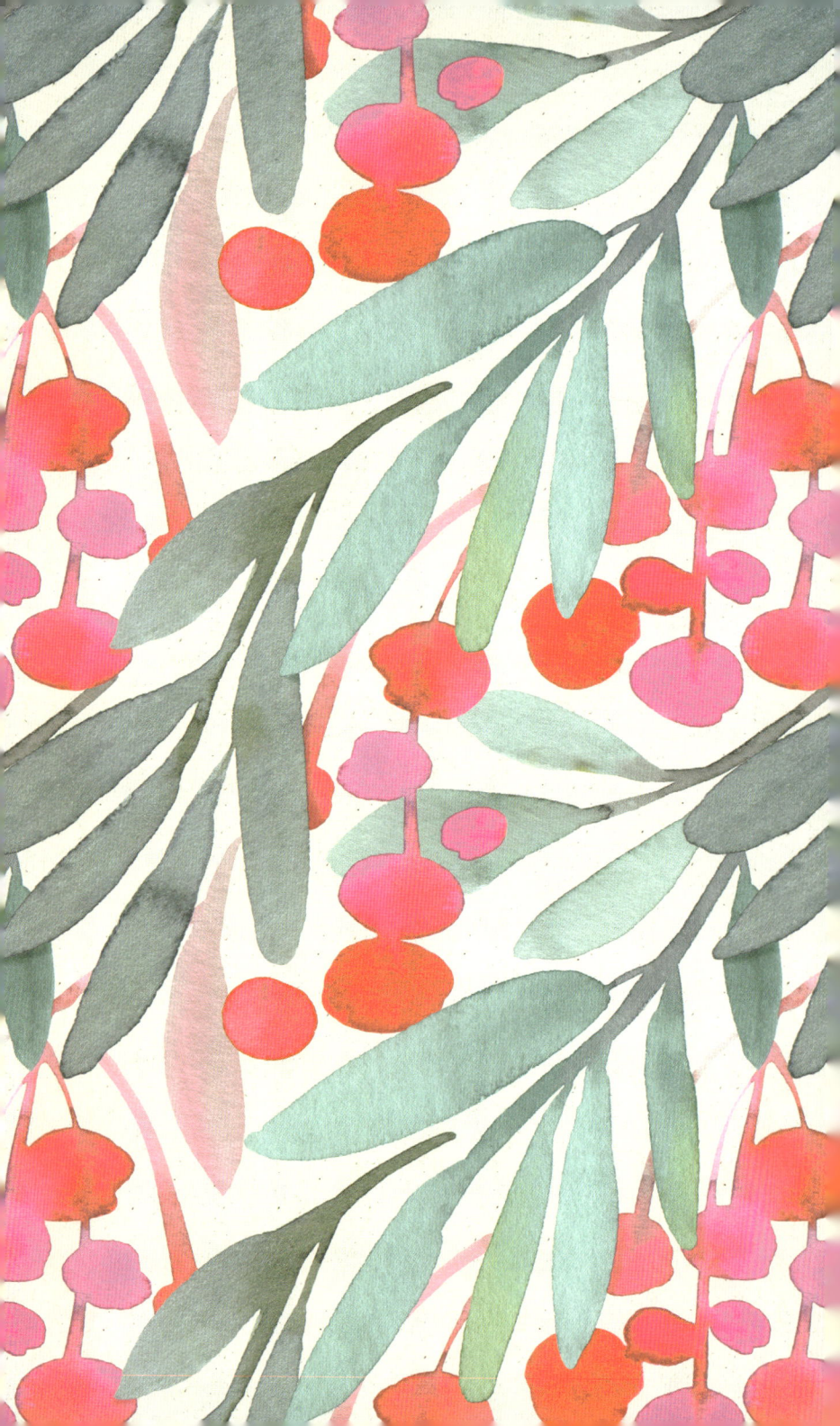

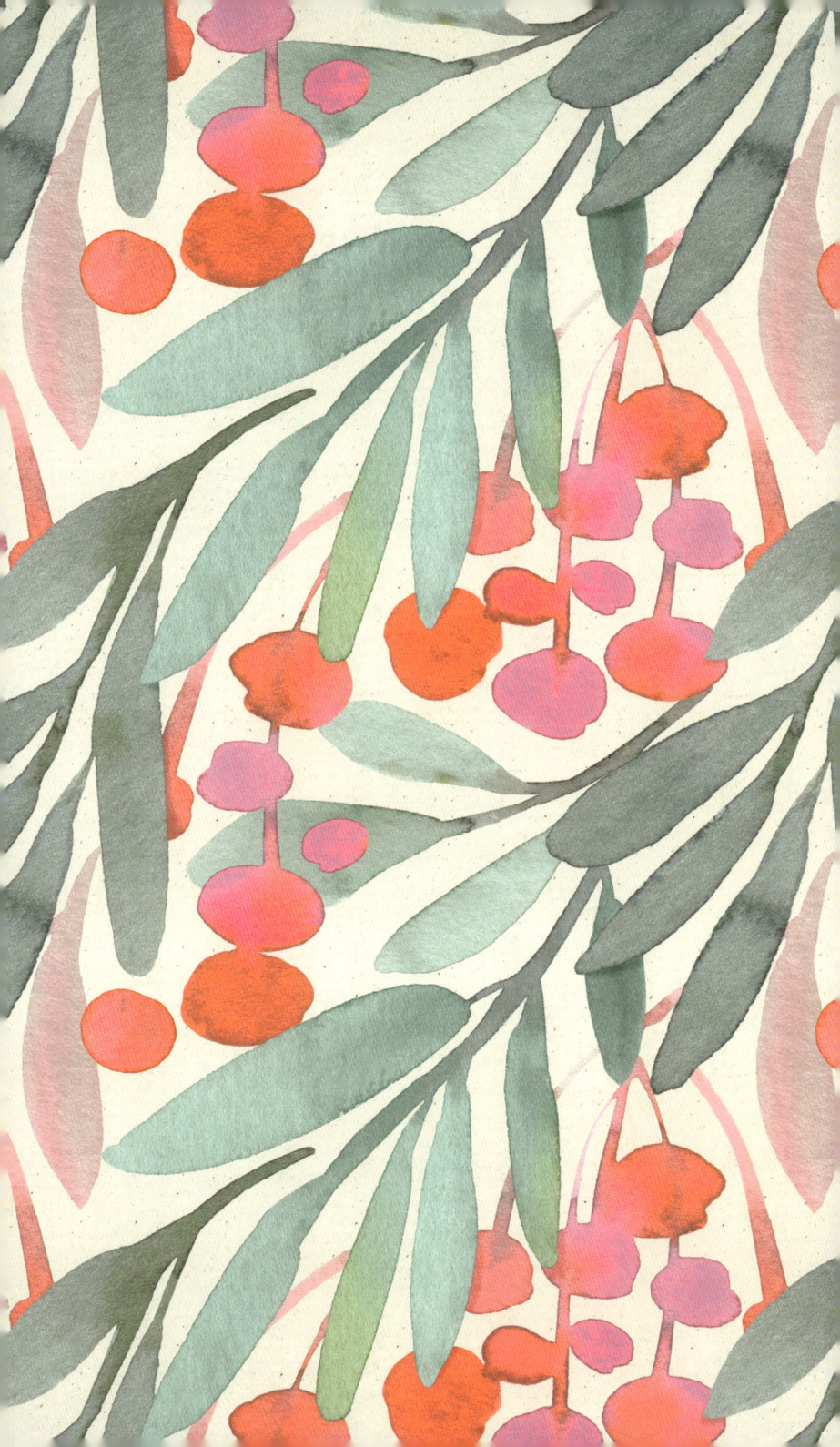

엄마
마음,
태교시

엄마 마음, 태교시

심순덕, 강은정 엮고 쓰다

{{{ 여는 시 }}}

딸들에게

— 심순덕

딸아
네가 세상에 올 때
하늘은 빛을 뿌리며 축하해 주었고
대지는 싹을 틔우며
희망을 안겨 주었지

옹알이를 하고
기어 다니며 어눌하게
세상을 조금씩 알게 되었지

투정도 부리고
울기도 하면서
이미
여성의 삶에 발을 내딛었지

딸은
여성은
엄마는

예쁘고
아름답고

강하게 살게 되지

아들을 낳고
남자를 낳고
아버지를 낳는

그 험하고도 위대한 생명의 이름으로

살
게
되
지

봄이면
움트는 싹들의
겨울나는 아픔을 헤아릴 줄 알고

여름날엔
뜨거운 태양 뒤에
내리는 소나기의 고마움을 알고

가을이면
삭아드는 나무와
한 장 낙엽에 눈물 흘릴 줄 아는
그런 감성을 가지렴

겨울이면
내리는 함박눈에 즐거워하면서
어려운 이웃을 돌아볼 줄 아는
사람으로 자라거라

사람이 되어라
진정 사람냄새 나는
딸들이어라

그런 여자이어라
    엄마이어라

    사람이어라
진정 사람이어라

{{{ 머리말 }}}

엄마와 배 속 아기가 함께 읽는 시 태교

시의 힘을 믿으시나요? 뜬금없이 웬 시의 힘이냐고 할 수 있지만 좋은 글을 읽으며 감탄하거나 눈물 흘려 본 경험이 있는 사람이라면 이 말을 이해할 수 있을 듯합니다. 감정의 카타르시스를 맛본 순간 사람의 영혼은 잠시나마 맑아집니다. 학창시절 가슴을 울렸던 시 한 편으로 얻었던 감정을 다시 불러와 보세요. 세상이 달라 보이고, 마음의 키도 살짝 커진 것 같았던 그 느낌을 떠올려 보세요. 이 책에 실린 낯익은 시들은 엄마로서 맞이할 새로운 세상을 넉넉하게 받아들이도록 도와줄 거예요. 아이 또한 엄마의 목소리로 읽어 주는 아름다운 시를 들으며 편안하게 엄마와 감정 교류를 할 거고요. 다시금 시의 힘을 믿으세요.

마음을 담아 소리 내어 읽어 보세요.
진심이 담긴 소리는 몸과 마음에 울림을 만들어 마음을 안정시키고 잔잔한 파동을 일으킵니다. 소리는 힘이 세서 엄마와 아이의 영혼과 마음에 시의 깊은 뜻을 새기게 해 성장의 시간을 갖도록 해줍니다. 먼저, 주위를 정돈한 뒤 심호흡을 하고 마음을 가다듬으세요. 그리고 아이를 생각하는 마음을 담아 소리 내어 시를 읽어 보세요. 시를 읽어 주는 엄마의 목소리는 배 속 아이의 귓가에 노랫소리처럼 들릴 거예요.

짧은 시간이라도 귀 기울여 들어 보세요.
배 속 아기의 몸에서 가장 먼저 발달하는 감각기관 중 하나가 청각이라고 합니다. 자연의 소리는 특히 태아의 두뇌 발달과 정서 안정에 긍정적인 영향을 미친다는 연구 결과가 있죠. 그런데 아무리 좋은 자연의 소리일지라도 멍하니 듣기만 해서는 효과가 없다고 합니다. 잠시라도 엄마가 마음의 긴장을 풀고 온몸으로 소리를 받아들여야 하죠. 이 책에 QR코드로 담은 자연의 소리를 짧게라도 집중해 듣거나 아니면 시 낭송의 배경음악으로 깔아 즐겨 보세요. 엄마에게는 힐링의 시간이 되고 아이에게는 즐거운 자극이 될 거예요.

아이와 자주 대화를 나눠 보세요.
아이에게 어떻게 말을 걸어야 할까요? 태명을 불러 주고 그날그날 있었던 소소한 일들을 말해 주며 부드럽게 태담을 해주세요. 그리고 이 책에서 읽은 뜻깊었던 시 한 구절을 아이와 함께 이야기해 보세요. 다시금 세우는 삶의 다짐, 엄마로서의 새로운 마음자세, 선인들의 지혜, 가족, 희망, 또 다른 길 등 시가 엄마에게 아이와 나눌 많은 이야깃거리를 선물해 줄 거예요.

부부가 함께 시를 나누고 이야기해요.
태교, 태담은 부부가 함께하는 거지만 감정 드러내기를 어색해하는 아빠는 엄마와 아이 사이에 끼어 이야기하기를 힘들어하는 경우가 많아요. 아빠가 싫어하거나 귀찮아하는 게 아님을 알아주세요. 그냥 아직은 아빠 되기가 서툰 것뿐이죠. 익숙해질 때까지 느긋한 마음으로 기다리며 자꾸 손 내밀어 주세요. 짧은 시 한 편을 건네며 감상을 물어보고 아이에게 들려주고 싶은 말을 나누다 보면 어느새 아이와 편하게 이야기할 수 있을 거예요. 어떤 엄마가 되고 싶은지, 어떤 아빠가 되고 싶은지 세상에서 가장 가까운 내 편과 이야기를 해보세요. 그리고 아빠도 아이에게 시를 읽어 주도록 기회를 만들어 보세요.

{{{ 차례 }}}

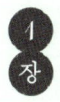

1~2개월 : 아이 마중

◆◆◆◆◆◆◆◆◆

: 아이 마중시 : 아주 작고 예쁜 소리가 들려 · 020
: 아이 마중글 : 찬란한 생명의 소리 · 022

아가에게 — 심순덕 · 024 / 방문객 — 정현종 · 025 / 바람 부는 날 — 이해인 · 026 / 봄의 과수원으로 오세요 — 루미 · 027 / 땅 — 안도현 · 028 / 봄 — 김기림 · 029 / 얼마나 될까? — 홍일도 · 030 / 한 아이가 태어날 때 — 영화 '나자리노' OST · 032 / 이렇게 세상이 아름다운 것은 — 오인태 · 034 / 생일 — 크리스티나 로제티 · 036 / 사랑은 그렇게 오더이다 — 배연일 · 037 / 하늘 — 박두진 · 038 / 사랑하는 별 하나 — 이성선 · 040 / 햇빛 일기 — 이해인 · 042 / 내가 가장 좋아하는 것들 — 영화 '사운드 오브 뮤직' OST · 044 / 물물교환 — 사라 티즈데일 · 046 / 너를 기다리는 동안 — 황지우 · 048

: 아빠 마음, 태교 : 자녀를 위한 기도 — 더글러스 맥아더 · 050
: 써보고 싶은 시 : · 052

3~4개월 : 아이 생각

: **아이 마중시** : 엄마가 되는 거잖아 · 056
: **아이 마중글** : 물소리의 따뜻한 속삭임 · 058

내가 사랑하는 사람 — 정호승 · 060 / 어머니에 대한 고백 — 복효근 · 061 / 그리움 1 — 유치환 · 062 / 그리움 2 — 유치환 · 063 / 내 마음을 아실 이 — 김영랑 · 064 / 손님 — 루미 · 066 / 강가에서 — 고정희 · 068 / 시인이 사랑하는 이에게 — 윌리엄 버틀러 예이츠 · 069 / 그 먼 나라를 알으십니까 — 신석정 · 070 / 초원의 빛 — 윌리엄 워즈워스 · 073 / 나와 나타샤와 흰 당나귀 — 백석 · 074 / 갈대 — 신경림 · 076 / 수선화에게 — 정호승 · 077 / 아니다 — 심순덕 · 078 / 스며드는 것 — 안도현 · 081 / 예전엔 미처 몰랐어요 — 김소월 · 082 / 바다와 나비 — 김기림 · 083 / 아들에게 — 문정희 · 084

: **아빠 마음, 태교** : 아이들은 생활 속에서 배운다 — 도로시 로 놀테 · 086
: **써보고 싶은 시** : · 088

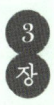

5~6개월 : 아이 성장

: 아이 마중시 : 엄마는 꽃을 사러 가고 있단다 · 092
: 아이 마중글 : 바람은 사랑의 알림 · 094

달이 자꾸 따라와요 — 이상국 · 096 / 어쩌면 — 댄 조지 · 097 /
푸른 오월 — 노천명 · 098 / 자연이 들려주는 말 — 척 로퍼 · 100 /
바람 — 정지용 · 102 / 저녁에 — 김광섭 · 103 / 오우가 — 윤선도
· 104 / 국화 옆에서 — 서정주 · 106 / 행복 — 앨런 알렉산더 밀른
· 107 / 내 마음은 — 김동명 · 108 / 청포도 — 이육사 · 110 / 가
을의 기도 — 김현승 · 112 / 고향 — 백석 · 114 / 미라보 다리 —
기욤 아폴리네르 · 116 / 아버지의 조건 — 작자 미상 · 119 / 참나
무 — 알프레드 테니슨 · 120 / 달 · 포도 · 잎사귀 — 장만영 · 122

: 아빠 마음, 태교 : 아이들을 위한 기도 — 김시천 · 124
: 써보고 싶은 시 : · 126

7~8개월 : 아이 사랑

: **아이 마중시** : 사랑, 그것밖에 · 130

: **아이 마중글** : 바다처럼 너른 사랑으로 · 132

알 수 없어요 — 한용운 · 134 / 바닷가에서 — 오세영 · 136 / 낮이 가만히 — 라이너 마리아 릴케 · 138 / 풀꽃 — 나태주 · 139 / 보리수 — 빌헬름 뮐러 · 140 / 꽃이 예쁜가요, 제가 예쁜가요 — 이규보 · 142 / 고추잠자리에게 — 김미영 · 143 / 이니스프리의 호수 섬 — 윌리엄 버틀러 예이츠 · 144 / 청노루 — 박목월 · 145 / 눈 오는 저녁 숲에 서서 — 로버트 프로스트 · 146 / 삶이 그대를 속일지라도 — 알렉산드르 푸시킨 · 148 / 복종 — 한용운 · 149 / 나뭇잎 나뭇잎 — 김은자 · 150 / 목장 — 로버트 프로스트 · 151 / 오다가다 — 김억 · 152 / 별을 쳐다보며 — 노천명 · 154 / 아이들 — 헨리 워즈워스 롱펠로 · 155 / 밤의 이야기 · 20 — 조병화 · 158

: **아빠 마음, 태교** : 아이들은 신에게 받은 선물이다 — 산드라 톨슨 · 160
: **써보고 싶은 시** : · 162

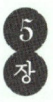

9~10개월 : 아이 탄생

●●●●●●●●●●●●●●●

: 아이 마중시 : 무조건 내 편을 들어주는 사람 · 166

: 아이 마중글 : 이제 부부에서 가족으로 · 168

결혼에 대하여 — 칼릴 지브란 · 170 / 너를 위한 시간 — 작자 미상 · 172 / 아침 송 - 떠남 — 유자효 · 173 / 겨울 강가에서 — 우미자 · 174 / 인생 — 샬럿 브론테 · 176 / 나의 꿈 — 한용운 · 177 / 산 — 김광섭 · 178 / 가장 아름다운 것 — 로버트 브라우닝 · 181 / 남으로 창을 내겠소 — 김상용 · 182 / 다름 아니라 — 윌리엄 카를로스 윌리엄스 · 183 / 해 — 박두진 · 184 / 완두콩 — 작자 미상 · 186 / 성공이란 무엇인가 — 랠프 월도 에머슨 · 188 / 마음의 평화를 위한 특효약 — 헨리 러더퍼드 엘리엇 · 190 / 밤은 천 개의 눈을 — 프란시스 버딜론 · 192 / 나무들 — 김남조 · 193 / 민물새우는 된장을 좋아한다 — 이재무 · 196 / 활짝 편 손에 담긴 사랑 — 에드나 밀레이 · 198 / 엄마는 그래도 되는 줄 알았습니다 — 심순덕 · 199

: 아빠 마음, 태교 : 큰 싸움 — 작자 미상 · 202

: 써보고 싶은 시 : · 204

{{{ 이 책의 구성 }}}

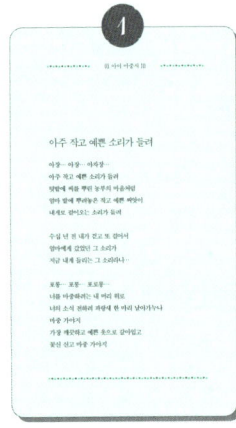
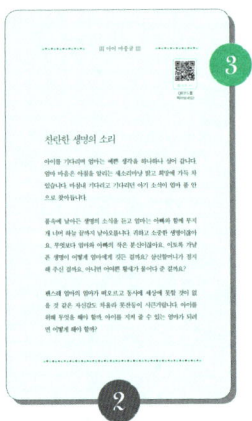

1 : 아이 마중시 :
심순덕 시인이 직접 쓴 시로, 시기별로 아이를 기다리는 엄마의 마음을 담았습니다. 한 편의 이야기 같기도 한 아이 마중시를 읽으며 마음을 열어 보세요.

2 : 아이 마중글 :
엄마의 마음을 어루만져 주는 따스한 글귀와 현재 아이의 발달상태, 이 장에서 들려줄 자연의 소리를 소개합니다.

3 : QR코드로 듣는 자연의 소리 :
도시의 소음 한가운데서 살아가는 우리들에게 자연의 소리는 아름다운 시의 언어와는 또다른 편안함을 가져다 줍니다. 나이아가라 폭포, 영국 조약돌 해변, 밤의 사막 등 세계 각지에서 녹음한 자연소리가 마치 그곳에 있는 듯한 감동을 전해 줄 거예요. 아이 발달에도 청각적 자극이 큰 도움이 된답니다.

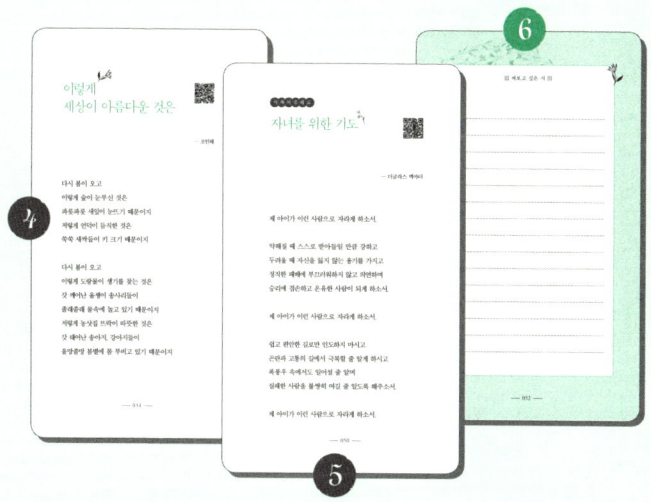

④ : 엄마의 감성을 깨우는 시 :
세상에서 가장 간결하면서도 아름다운 언어는 시입니다. 자연의 소리를 들으며 엄마가 마음으로 한 번 시를 읽고, 엄마의 목소리로 아이에게 한 번 낭송해 주세요.

⑤ : 아빠 마음, 태교 :
특별히 아빠가 읽어 주면 좋은 태교 시들을 모았습니다. 간질간질한 시를 읽어 주는 것이 부끄러운 아빠라도, 여기 실린 힘찬 시들은 어색하지 않게 읽어 줄 수 있을 거예요.

⑥ : 써보고 싶은 시 :
마음에 드는 시를 옮겨 적거나 내가 지은 시를 아이에게 전하세요. 이 책에 실리지 않은 좋은 시나 글귀를 적어도 좋고, 아이에게 하고 싶은 이야기를 쓰셔도 좋아요.

1장

1~2개월 : 아이 마중

멀리서 네가 오는 소리가 들려

{{{ 아이 마중시 }}}

아주 작고 예쁜 소리가 들려

아장… 아장… 아자장…
아주 작고 예쁜 소리가 들려
텃밭에 씨를 뿌린 농부의 마음처럼
엄마 밭에 뿌려놓은 작고 예쁜 씨앗이
내게로 걸어오는 소리가 들려

수십 년 전 내가 걷고 또 걸어서
엄마에게 갔었던 그 소리가
지금 내게 들리는 그 소리라니…

포롱… 포롱… 포로롱…
너를 마중하려는 내 머리 위로
너의 소식 전하려 파랑새 한 마리 날아가누나
마중 가야지
가장 깨끗하고 예쁜 옷으로 갈아입고
꽃신 신고 마중 가야지

너는 내게로 한 발짝 한 발짝 오너라
나는 네게로 한 발짝 한 발짝 가려마
외할머니가 그랬던 것처럼
엄마가 그랬던 것처럼
아주 멀리서 네가 오는 소리가 들려

{{{ 아이 마중글 }}}

QR코드를
찍어보세요!

찬란한 생명의 소리

아이를 기다리며 엄마는 예쁜 생각을 하나하나 심어 갑니다. 엄마 마음은 아침을 알리는 새소리마냥 밝고 희망에 가득 차 있습니다. 마침내 기다리고 기다리던 아기 소식이 엄마 품 안으로 찾아듭니다.

품속에 날아든 생명의 소식을 듣고 엄마는 아빠와 함께 무지개 너머 하늘 끝까지 날아오릅니다. 귀하고 소중한 생명이잖아요, 무엇보다 엄마와 아빠의 작은 분신이잖아요. 이토록 가냘픈 생명이 어떻게 엄마에게 깃든 걸까요? 삼신할머니가 점지해 주신 걸까요, 아니면 어여쁜 황새가 물어다 준 걸까요?

괜스레 엄마의 엄마가 떠오르고 동시에 세상에 못할 것이 없을 것 같은 자신감도 차올라 콧잔등이 시큰거립니다. 아이를 위해 무엇을 해야 할까, 아이를 지켜 줄 수 있는 엄마가 되려면 어떻게 해야 할까?

먼저 어깨의 힘을 빼세요. 평소 좋아했던 시를 곁에 두고 소리 내 읊조리며 마음의 호수를 들여다보세요. 임신 한 달이면 아이에게 심장이 생긴다고 해요. 노래하듯 시를 낭독하며 생명의 기운을 북돋워 주세요. 시를 노래하는 엄마 마음이 아이에게도 행복한 감정을 전해 줄 거예요. 무엇보다 하루에 아주 잠깐이라도 엄마를 기운 나게 하는 시의 힘을 느껴 보세요. 엄마가 좋아하면 아이도 좋아하니까요.

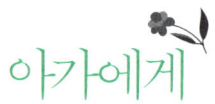

— 심순덕

네 자는 모습은 평화

네 감은 두 눈은 기쁨

네 흘린 눈물은 사랑

내게 네가 있음은 기도

방문객

― 정현종

사람이 온다는 건
실은 어마어마한 일이다.
그는
그의 과거와
현재와
그리고
그의 미래와 함께 오기 때문이다.
한 사람의 일생이 오기 때문이다.
부서지기 쉬운
그래서 부서지기도 했을
마음이 오는 것이다 – 그 갈피를
아마 바람은 더듬어 볼 수 있을
마음,
내 마음이 그런 바람을 흉내 낸다면
필경 환대가 될 것이다.

바람 부는 날

― 이해인

나뭇잎도
꽃잎도
강물도
오늘은
사정없이
흔들리는데

밖이 흔들릴수록
내 마음은
중심을 잡고
흔들리지 않아

새삼
행복하다

봄의 과수원으로 오세요

― 루미

봄의 과수원으로 오세요
꽃과 술과 촛불이 있어요

당신이 안 오시면
이것들이 무슨 소용 있겠어요

당신이 오신다면 또한
이 모든 것이 다
무슨 소용이겠어요

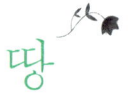

— 안도현

내게 땅이 있다면

거기에 나팔꽃을 심으리

때가 오면

아침부터 저녁까지 보랏빛 나팔 소리가

내 귀를 즐겁게 하리

하늘 속으로 덩굴이 애쓰며 손을 내미는 것도

날마다 눈물 젖은 눈으로 바라보리

내게 땅이 있다면

내 아들에게는 한 평도 물려주지 않으리

다만 나팔꽃이 다 피었다 진 자리에

동그랗게 맺힌 꽃씨를 모아

아직 터지지 않은 세계를 주리

봄

— 김기림

사월은 게으른 표범처럼
인제사 잠이 깼다
눈이 부시다
가려웁다
소름친다
등을 살린다
주춤거린다
성큼 겨울을 뛰어넘는다

얼마나 될까?

— 홍일도

하늘에서 내린 비가
바다가 되기까지
얼마나 많은
물방울이 모였을까?

우주가 생기기까지
시계의 초침은
얼마나 많은
세월을 모았을까?

해바라기 꽃씨의 알알은
얼마나 많은 햇살을,
얼마나 많은 물살을
받아먹었을까?

우리가
이렇게 자라며,
이렇게 살아오기까지
그 사랑, 그 은혜가
얼마나 될까?

아, 얼마나 될까?

한 아이가 태어날 때

― 영화 '나자리노' OST

한 아이가 태어날 때면
하늘에서 희망의 빛이 빛나고
작은 별도 저 높은 곳에서 반짝이며
온 세상에 새 아침이 밝아 옵니다

한 아이가 태어날 때면
물고기들이 일곱 바다를 헤엄치고
변화의 바람이 나뭇가지에서 속삭이며
의심의 벽도 무너져 사라집니다

한 아이가 태어날 때면
눈물이 웃음으로
증오가 사랑으로
전쟁이 평화로 바뀌어
모두가 이웃이 될 것이며

비참함과 고통은
영원히 사라질 것입니다

지금은 이 모든 게 꿈과 환상처럼 느껴지겠지만
언젠가는 꼭 이루어질 것입니다
한 아이가 태어날 때면
온 세상에 새 아침이 밝아 올 테니까요

한 아이가 태어날 때면요

이렇게
세상이 아름다운 것은

― 오인태

다시 봄이 오고
이렇게 숲이 눈부신 것은
파릇파릇 새잎이 눈뜨기 때문이지
저렇게 언덕이 듬직한 것은
쑥쑥 새싹들이 키 크기 때문이지

다시 봄이 오고
이렇게 도랑물이 생기를 찾는 것은
갓 깨어난 올챙이 송사리들이
졸래졸래 물속에 놀고 있기 때문이지
저렇게 농삿집 뜨락이 따뜻한 것은
갓 태어난 송아지, 강아지들이
올망졸망 봄볕에 몸 부비고 있기 때문이지

다시 봄이 오고
이렇게 세상이 아름다운 것은
새잎 같은 너희들이 있기 때문이지
새싹 같은 너희들이 있기 때문이지

다시 오월이 찾아오고
이렇게 세상이 사랑스러운 것은
올챙이 같은, 송사리 같은 너희들이 있기 때문이지
송아지 같은, 강아지 같은 너희들이 있기 때문이지

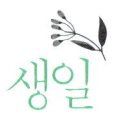 생일

— 크리스티나 로제티

내 마음은 물오른 가지에 둥지 튼
한 마리 노래하는 새입니다

내 마음은 탐스런 열매로 가지가 휘어진
한 그루 사과나무입니다

내 마음은 고요한 바다에서 춤추는
무지갯빛 조가비입니다

내 마음은 이 모든 것들보다 더 행복합니다
내게 사랑이 찾아왔으니까요

이제야 내 삶이 시작되었습니다
내게 사랑이 찾아왔거든요

사랑은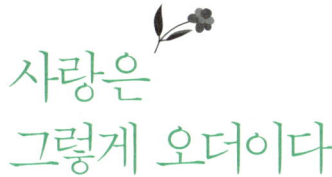
그렇게 오더이다

— 배연일

아카시아 향내처럼

5월 해거름의 실바람처럼

수은등 사이로 흩날리는 꽃보라처럼

일곱 빛깔 선연한 무지개처럼

사랑은 그렇게 오더이다

휘파람새의 결 고운 음률처럼

서산마루에 번지는 감빛 노을처럼

은밀히 열리는 꽃송이처럼

바다 위에 내리는 은빛 달빛처럼

사랑은 그렇게 오더이다

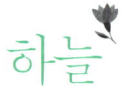

— 박두진

하늘이 내게로 온다
여릿여릿
머얼리서 온다

하늘은, 머얼리서 오는 하늘은
호수처럼 푸르다

호수처럼 푸른 하늘에
내가 안긴다 온몸이 안긴다

가슴으로, 가슴으로
스미어드는 하늘
향기로운 하늘의 호흡

따가운 별
초가을 햇볕으로
목을 씻고

나는 하늘을 마신다
자꾸 목말라 마신다

마시는 하늘에
내가 익는다
능금처럼 마음이 익는다

사랑하는 별 하나

— 이성선

나도 별과 같은 사람이
될 수 있을까
외로워 쳐다보면
눈 마주쳐 마음 비쳐 주는
그런 사람이 될 수 있을까

나도 꽃이 될 수 있을까
세상일이 괴로워 쓸쓸히 밖으로 나서는 날에
가슴에 화안히 안기어
눈물짓듯 웃어 주는
하얀 들꽃이 될 수 있을까

가슴에 사랑하는 별 하나를 갖고 싶다
외로울 때 부르면 다가오는
별 하나를 갖고 싶다

마음 어두운 밤 깊을수록
우러러 쳐다보면
반짝이는 그 맑은 눈빛으로 나를 씻어
길을 비추어 주는
그런 사람 하나 갖고 싶다

햇빛 일기

— 이해인

오늘도
한줄기 햇빛이
고맙고 고마운
위로가 되네

살아갈수록
마음은 따뜻해도
몸이 추워서
얼음인 나에게

햇빛은
내가
아직 가보지 않은
천상의
밝고 맑은 말을

안고 와
포근히
앉아서
나를 웃게 만들지

또
하루를
살아야겠다

내가 가장 좋아하는 것들

— 영화 '사운드 오브 뮤직' OST

장미꽃에 맺힌 빗방울 아기 고양이 수염
반짝이는 구릿빛 주전자 따뜻한 벙어리장갑
리본으로 묶인 종이 선물상자
이게 바로 내가 좋아하는 것들이지

크림색 조랑말 바삭한 사과파이
초인종과 썰매의 방울 소리 국수를 곁들인 송아지커틀릿
달그림자 위로 날아가는 거위들
이게 바로 내가 좋아하는 것들이지

하얀 드레스에 파란 비단 허리띠를 한 소녀들
코와 눈썹에 내려앉는 눈송이들
봄으로 녹아 가는 하얀 겨울의 은빛들
이게 바로 내가 좋아하는 것들이지

개에 물려 벌에 쏘여

마음 아플 때

내가 좋아하는 것들만 생각하면

상한 마음이 풀려

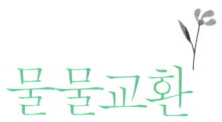

― 사라 티즈데일

삶은 아주 멋진 것들을 팝니다.
모두 아름답고 훌륭한 것들이죠.
절벽에 하얗게 부서지는 푸른 파도
흔들리고 노래하며 높이 치솟는 불꽃
찻잔처럼 경이로움을 가득 담고
올려다보는 아이들의 얼굴.

삶은 아주 멋진 것들을 팝니다.
금빛 줄기처럼 휘어지는 음악소리
비에 젖은 소나무 향기
당신을 사랑하는 눈과 보듬어 안는 팔
별처럼 밤하늘을 비추는
영혼을 일깨우는 생각들.

가진 모든 것을 팔아 이것들을 사세요.

값은 따지지 말고요.

평화를 노래하는 순백의 한 시간이

다툼으로 잃어 왔던 수많은 시간을 채울 거예요.

지금 이 순간의 기쁨을 위해

당신의 과거와 미래까지도 내어 주세요.

너를 기다리는 동안

— 황지우

네가 오기로 한 그 자리에
내가 미리 가 너를 기다리는 동안
다가오는 모든 발자국은
내 가슴에 쿵쿵거린다
바스락거리는 나뭇잎 하나도 다 내게 온다
기다려 본 적이 있는 사람은 안다
세상에서 기다리는 일처럼 가슴 애리는 일 있을까
네가 오기로 한 그 자리, 내가 미리 와 있는 이곳에서
문을 열고 들어오는 모든 사람이
너였다가
너였다가, 너일 것이었다가
다시 문이 닫힌다
사랑하는 이여
오지 않는 너를 기다리며

마침내 나는 너에게 간다
아주 먼 데서 나는 너에게 가고
아주 오랜 세월을 다하여 너는 지금 오고 있다
아주 먼 데서 지금도 천천히 오고 있는 너를
너를 기다리는 동안 나도 가고 있다
남들이 열고 들어오는 문을 통해
내 가슴에 쿵쿵거리는 모든 발자국 따라
너를 기다리는 동안 나는 너에게 가고 있다

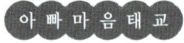

자녀를 위한 기도

― 더글러스 맥아더

제 아이가 이런 사람으로 자라게 하소서.

약해질 때 스스로 받아들일 만큼 강하고
두려울 때 자신을 잃지 않는 용기를 가지고
정직한 패배에 부끄러워하지 않고 의연하며
승리에 겸손하고 온유한 사람이 되게 하소서.

제 아이가 이런 사람으로 자라게 하소서.

쉽고 편안한 길로만 인도하지 마시고
곤란과 고통의 길에서 극복할 줄 알게 하시고
폭풍우 속에서도 일어설 줄 알며
실패한 사람을 불쌍히 여길 줄 알도록 해주소서.

제 아이가 이런 사람으로 자라게 하소서.

마음을 깨끗이 하고 이상을 높게 잡으며
남을 다스리기 전에 자신을 다스리게 하시고
미래를 바라보는 동시에 과거를 잊지 않게 하소서.

그 외에도 유머를 알게 하시어
삶을 진지하게 살아가면서도 즐길 줄 아는 마음과
뽐내지 않고 겸손한 마음을 가지게 하소서.

그리하여 참으로 위대한 것은 소박한 데 있다는 것과
참된 힘은 너그러움에 있음을 항상 명심하도록 하소서.

제 아이가 이런 사람이 되었을 때
저는 헛된 인생을 살지 않았다고
나직이 속삭이게 될 것입니다.

{{{ 써보고 싶은 시 }}}

마음에 드는 시를 옮겨 적거나 내가 지은 시를 아이에게 전하세요.

2장

3~4개월: 아이 생각

설레면서도 불안한 마음이 들어

{{{ 아이 마중시 }}}

엄마가 되는 거잖아

분명 기쁜 일이야
설레고 놀랍고 신비롭고
기적 같은 일이지
그러나 가슴 한켠 걱정이 되기도 해
내가 잘할 수 있을까?
불안과 초조가 밀려와 마구마구

몸과 마음 예쁘고 건강하게 잘 견딜 수 있을까
마음을 잡지 못하고 생각은 꼬리에 꼬리를 물고
그럴 때 햇빛 한 줌 받으면
조금은 평안히 가라앉곤 해

엄마가 되는 거잖아
엄마가 되는 거니까
세상에서 엄마보다 강한 사람은 없지
나도 그렇게 엄마에게서 태어났고

엄마도 그렇게 나를 낳았거든
그래서 오늘이 있고 내가 있잖아

엄마는 자식을 위해 뭐든지 할 수 있지
너의 등 뒤에서 눈물짓고 기도하는
오로지 내 편인 단 한 사람, 엄마!

{{{ 아이 마중글 }}}

QR코드를
찍어보세요!

물소리의 따뜻한 속삭임

입덧이 시작됩니다. 엄마는 혹시라도 자신의 불안함을 아이가 알아채고 불편함을 드러내는 것은 아닐까 걱정이 앞섭니다. 엄마는 엄마 되기가 내심 두렵습니다.

설렘과 기쁨만큼 한켠에서 울컥 솟아오르는 불안감, 내가 이 아이를 어엿한 성인으로 잘 길러 낼 수 있을까? 사실 엄마도 아직 어른으로서, 성인으로서 한몫을 해내고 있는지 잘 모르겠는 경우가 많거든요. 몸은 다 컸고 사회에서도 성인 대접을 받고 있지만, 내실도 그만큼 채워 왔는지 스스로 의문이 들기도 하죠.

결국 천하태평, 아이 소식에 마냥 즐거워만 보이는 아빠 앞에서 울음을 터뜨리고 맙니다. 그런데 아빠 마음도 엄마와 똑같다고 해요. 아빠도 엄마만큼 걱정스럽고 불안하지만, 그러면서도 책임감이 더 커진대요. 그리고 엄마의 울음 섞인 전화를 받은 엄마의 엄마도 이런 불안을 겪었지만 씩씩하게 아이를 낳아 길렀다고 하네요.

용기는 두려움이 없는 것이 아니라 두려움을 이기는 것이라고 합니다. 두려움을 딛고 용기를 내세요. 사랑과 아름다움에 대한 시를 소리 내 읽으며, 맑고 영롱한 물소리를 들어 보세요. 가냘프지만 쉼 없이 흐르는 물소리가 마음을 차분히 가라앉히고, 자꾸만 약해지려는 마음에 따뜻한 위로를 전해 줄 거예요.

무엇보다 이 시기는 아이의 청각이 발달해 엄마의 숨소리, 말소리, 심장박동 소리를 느낄 수 있다고 합니다. 아이에게 좋은 소리를 많이 들려주세요.

내가 사랑하는 사람

— 정호승

나는 그늘이 없는 사람을 사랑하지 않는다
나는 그늘을 사랑하지 않는 사람을 사랑하지 않는다
나는 한 그루 나무의 그늘이 된 사람을 사랑한다
햇빛도 그늘이 있어야 맑고 눈이 부시다
나무 그늘에 앉아
나뭇잎 사이로 반짝이는 햇살을 바라보면
세상은 그 얼마나 아름다운가

나는 눈물이 없는 사람을 사랑하지 않는다
나는 눈물을 사랑하지 않는 사람을 사랑하지 않는다
나는 한 방울 눈물이 된 사람을 사랑한다
기쁨도 눈물이 없으면 기쁨이 아니다
사랑도 눈물 없는 사랑이 어디 있는가
나무 그늘에 앉아
다른 사람의 눈물을 닦아주는 사람의 모습은
그 얼마나 고요한 아름다움인가

어머니에 대한 고백

― 복효근

때 절은 몸뻬 바지가 부끄러워
아줌마라고 부를 뻔했던 그 어머니가
뼈 속 절절히 아름다웠다고 느낀 것은
내가 내 딸에게
아저씨라고 불리워지지는 않을까 두려워질 무렵이었다

그리움 1

― 유치환

오늘은 바람이 불고

나의 마음은 울고 있다

일찍이 너와 거닐고 바라보던 그 하늘 아래 거리언마는

아무리 찾으려도 없는 얼굴이여

바람 센 오늘은 더욱 너 그리워

긴 종일 헛되이 나의 마음은

공중의 깃발처럼 울고만 있나니

오오, 너는 어디메 꽃같이 숨었느뇨

그리움 2

— 유치환

파도야 어쩌란 말이냐

파도야 어쩌란 말이냐

임은 물같이 까딱 않는데

파도야 어쩌란 말이냐

날 어쩌란 말이냐

내 마음을 아실 이

— 김영랑

내 마음을 아실 이
내 혼자 마음 날같이 아실 이
그래도 어데나 계실 것이면

내 마음에 때때로 어리우는 티끌과
속임 없는 눈물의 간곡한 방울방울
푸른 밤 고이 맺는 이슬 같은 보람을
보밴 듯 감추었다 내어드리지

아! 그립다
내 혼자 마음 날같이 아실 이
꿈에나 아득히 보이는가

향 맑은 옥돌에 불이 달아

사랑은 타기도 하오련만

불빛에 연긴 듯 희미론 마음은

사랑도 모르리 내 혼자 마음은

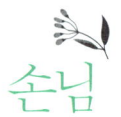 손님

― 루미

인간은 여인숙이라
아침마다 새로운 손님이 당도한다.

하루는 기쁨, 하루는 좌절, 하루는 야비함
때로 순간의 깨달음이 뜻밖의 손님처럼 찾아온다.

그들을 맞아 즐거이 모시라.
혹시 그 손님이 그대의 집안을
장롱 하나 남김없이 휩쓸어가 버리는
한 무리의 슬픔일지라도.

한 분 한 분을 정성껏 모시라.
그 손님은 새로운 기쁨을 주기 위해
그대의 내면을 비워 주려는 것인지도 모른다.

절망, 부끄러움, 울분
이 모든 손님을 웃음으로 맞아 안으로 모셔들이라.

그 누가 찾아오시든 감사하라.
모두가 그대를 인도하러
저 너머에서 오신 분들이리니.

강가에서

— 고정희

할 말이 차츰 없어지고
다시는 편지도 쓸 수 없는 날이 왔습니다.
유유히 내 생을 가로질러 흐르는
유년의 푸른 풀밭 강둑에 나와
물이 흐르는 쪽으로
오매불망 그대에게 주고 싶은 마음 한 쪽 뚝 떼어
가거라, 가거라 실어 보내니
그 위에 홀연히 햇빛 부서지는 모습
그 위에 남서풍이 입맞춤하는 모습
바라보는 일로도 해 저물었습니다.
불현듯 강 건너 빈집에 불이 켜지고
사립에 그대 영혼 같은 노을이 걸리니
바위틈에 매어 놓은 목란배 한 척
황혼을 따라
그대 사는 쪽으로 노를 저었습니다.

시인이 사랑하는 이에게

― 윌리엄 버틀러 예이츠

나 당신에게 경건한 손길로
내 수많은 꿈으로 엮은 책을 바치오.
마치 물결이 홍회색 모래를 닳게 하듯
열정이 닳아 버린,
세월의 창백한 불길로 넘치는 뿔보다
더 오래된 마음을 지닌,
수많은 꿈을 지닌 하얀 여성이여.
당신에게 내 열정의 시를 바치오.

그 먼 나라를 알으십니까

— 신석정

어머니
당신은 그 먼 나라를 알으십니까?

깊은 삼림대(森林帶)를 끼고 돌면
고요한 호수에 흰 물새 날고
좁은 들길에 양장미 열매 붉어
멀리 노루새끼 마음놓고 뛰어다니는
아무도 살지 않는 그 먼 나라를 알으십니까?

그 나라에 가실 때에는 부디 잊지 마셔요
나와 같이 그 나라에 가서 비둘기를 키웁시다

어머니
당신은 그 먼 나라를 알으십니까?

산비탈 넌지시 타고 내려오면
양지밭에 흰 염소 한가히 풀 뜯고
길 솟는 옥수수밭에 해는 저물어 저물어
먼 바다 물소리 구슬피 들려오는
아무도 살지 않는 그 먼 나라를 알으십니까?

어머니 부디 잊지 마셔요
그때 우리는 어린 양을 몰고 돌아옵시다

어머니
당신은 그 먼 나라를 알으십니까?

오월 하늘에 비둘기 멀리 날고
오늘처럼 촐촐히 비가 내리면

꿩 소리도 유난히 한가롭게 들리리다
서리까마귀 높이 날아 산국화 더욱 곱고
노오란 은행잎이 한들한들 푸른 하늘에 날리는
가을이면 어머니! 그 나라에서

양지밭 과수원에 꿀벌이 잉잉거릴 때
나와 함께 그 새빨간 능금을 또옥똑 따지 않으렵니까?

초원의 빛

— 윌리엄 워즈워스

한때는 너무나도 찬란했던 광채가
이제는 눈앞에서 영원히 사라져 버렸네
초원의 빛이여, 꽃의 영광이여
그 찬란한 시간을 되돌릴 방법은 없다네
하지만 슬퍼하기보다는 오히려
그 뒤에 남겨진 것에서 힘을 찾으리라

지금까지 있어 왔고 앞으로도 존재할
본원적인 공감에서
인간이 겪는 고통 속에서 문득 솟아나
마음을 어루만지는 생각에서
죽음의 그림자 사이 보이는 신념에서
지혜를 가져다준 세월 속에서

나와 나타샤와 흰 당나귀

— 백석

가난한 내가
아름다운 나타샤를 사랑해서
오늘 밤은 푹푹 눈이 나린다

나타샤를 사랑은 하고
눈은 푹푹 날리고
나는 혼자 쓸쓸히 앉어 소주를 마신다
소주를 마시며 생각한다
나타샤와 나는
눈이 푹푹 쌓이는 밤 흰 당나귀 타고
산골로 가자 출출히 우는 깊은 산골로 가 마가리에 살자

눈은 푹푹 나리고
나는 나타샤를 생각하고
나타샤가 아니 올 리 없다

언제 벌써 내 속에 고조곤히 와 이야기한다
산골로 가는 것은 세상한테 지는 것이 아니다
세상 같은 건 더러워 버리는 것이다

눈은 푹푹 나리고
아름다운 나타샤는 나를 사랑하고
어데서 흰 당나귀도 오늘 밤이 좋아서 응앙응앙 울을 것이다

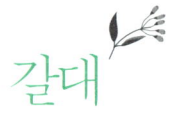

― 신경림

언제부턴가 갈대는 속으로
조용히 울고 있었다.

그런 어느 밤이었을 것이다. 갈대는
그의 온몸이 흔들리고 있는 것을 알았다.

바람도 달빛도 아닌 것.
갈대는 저를 흔드는 것이 제 조용한 울음인 것을
까맣게 몰랐다.

- 산다는 것은 속으로 이렇게
조용히 울고 있는 것이란 것을
그는 몰랐다.

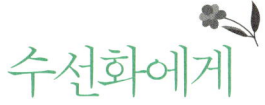

― 정호승

울지 마라
외로우니까 사람이다
살아간다는 것은 외로움을 견디는 일이다
공연히 오지 않는 전화를 기다리지 마라
눈이 오면 눈길을 걷고
비가 오면 빗길을 걸어가라
갈대숲에서 가슴 검은 도요새도 너를 보고 있다
가끔은 하느님도 외로워서 눈물을 흘리신다
새들이 나뭇가지에 앉아 있는 것도 외로움 때문이고
네가 물가에 앉아 있는 것도 외로움 때문이다
산 그림자도 외로워서 하루에 한 번씩 마을로 내려온다
종소리도 외로워서 울려 퍼진다

아니다

— 심순덕

가난한 내 엄마
늘 하시던 그 소리
아. 니. 다
불현듯 생각나는 가을 노래처럼
노래방에도 없는 가사에
쓸쓸한 흥얼거림으로
휭-하니 바람만 부는 가슴
엄마!!
뭔 일 있어요?
아. 니. 다
해질녘 아궁이에 군불을 지필 때면
무채색 삶의 버거움에 취한 얼굴
입 속에서 신음처럼 흘러나오던
아. 니. 다
사계절이 다 지나도록

꽃 같은 나이 잊고 사는 것도
이미 여자가 아니어도
엄마 떠난 딸이 아니어도
자식 가진 에미로 살다 보니
모든 게 아니고 또 아니다
내가 이미 내가 아닌데
아니다 말고 무엇이겠는가
살면서
이게 아닌데- 갸우뚱할 때나
이건 아닌데- 화가 날 때도
내 어머니의 한 맺힌 가슴앓이
즙으로 짜여지던 속울음
아. 니. 다
온몸으로 참고 이겨내던
어머니의 처절한 울음소리

곧 나의 울음이며 내 딸의 눈물일

아. 니. 다

아. 니. 다

태어나서 죽을 때까지 화두가 돼버린.

스며드는 것

— 안도현

꽃게가 간장 속에
반쯤 몸을 담그고 엎드려 있다
등판에 간장이 울컥울컥 쏟아질 때
꽃게는 뱃속의 알을 껴안으려고
꿈틀거리다가 더 낮게
더 바다 쪽으로 웅크렸으리라
버둥거렸으리라 버둥거리다가
어찌할 수 없어서
살 속으로 스며드는 것을
한때의 어스름을
꽃게는 천천히 받아들였으리라
껍질이 먹먹해지기 전에
가만히 알들에게 말했으리라
저녁이야
불 끄고 잘 시간이야

예전엔 미처 몰랐어요

— 김소월

봄가을 없이 밤마다 돋는 달도
'예전엔 미처 몰랐어요.'

이렇게 사무치게 그리울 줄도
'예전엔 미처 몰랐어요.'

달이 암만 밝아도 쳐다볼 줄을
'예전엔 미처 몰랐어요.'

이제금 저 달이 설움인 줄은
'예전엔 미처 몰랐어요.'

바다와 나비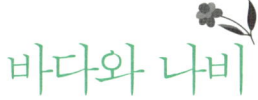

— 김기림

아무도 그에게 수심을 일러 준 일이 없기에
흰 나비는 도무지 바다가 무섭지 않다.

청무우밭인가 해서 내려갔다가는
어린 날개가 물결에 젖어서
공주처럼 지쳐서 돌아온다.

삼월달 바다가 꽃이 피지 않아서 서글픈
나비 허리에 새파란 초승달이 시리다.

아들에게

— 문정희

아들아
너와 나 사이에는
신이 한 분 살고 계시나보다

왜 나는 너를 부를 때마다
이토록 간절해지는 것이며
네 뒷모습에 대고
언제나 기도를 하는 것일까?

네가 어렸을 때
우리 사이에 다만
아주 조그맣고 어리신 신이 계셔서

사랑 한 알에도
우주가 녹아들곤 했는데

이제 쳐다보기만 해도
훌쩍 큰 키의 젊은 사랑아

너와 나 사이에는
무슨 신이 한 분 살고 계셔서
이렇게 긴 강물이 끝도 없이 흐를까?

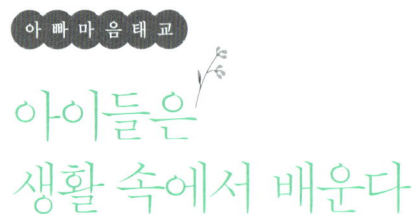

— 도로시 로 놀테

야단을 맞으며 자라는 아이들은 비난하는 것을 배운다.
적대적인 분위기에서 자라는 아이들은 싸우는 것을 배운다.
두려움 속에서 자라는 아이들은 불안감을 배운다.
동정을 받으며 자라는 아이들은 자기연민을 배운다.
놀림을 받으며 자라는 아이들은 수치심을 배운다.
질투 속에서 자라는 아이들은 시기심을 배운다.
수치심을 느끼며 자라는 아이들은 죄책감을 배운다.
격려를 받으며 자라는 아이들은 자신감을 배운다.
관용 속에서 자라는 아이들은 인내심을 배운다.
칭찬을 받으며 자라는 아이들은 남을 인정하는 것을 배운다.
포용 속에서 자라는 아이들은 사랑을 배운다.
허용적인 분위기 속에서 자라는 아이들은 자신을 사랑하는 법을 배운다.

인정받으며 자라는 아이들은 목표를 갖는 것이 좋다는 것을 배운다.

서로 나누면서 자라는 아이들은 관대함을 배운다.

정직함 속에서 자라는 아이들은 진실함을 배운다.

공정한 분위기 속에서 자라는 아이들은 정의를 배운다.

친절과 배려 속에서 자라는 아이들은 남을 존중하는 법을 배운다.

안정감을 느끼며 자라는 아이들은 자기 자신과 주변 사람에 대한 믿음을 배운다.

친밀한 분위기 속에서 자라는 아이들은 이 세상이 살기 좋은 곳이라는 것을 배운다.

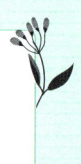

{{{ 써보고 싶은 시 }}}

마음에 드는 시를 옮겨 적거나 내가 지은 시를 아이에게 전하세요.

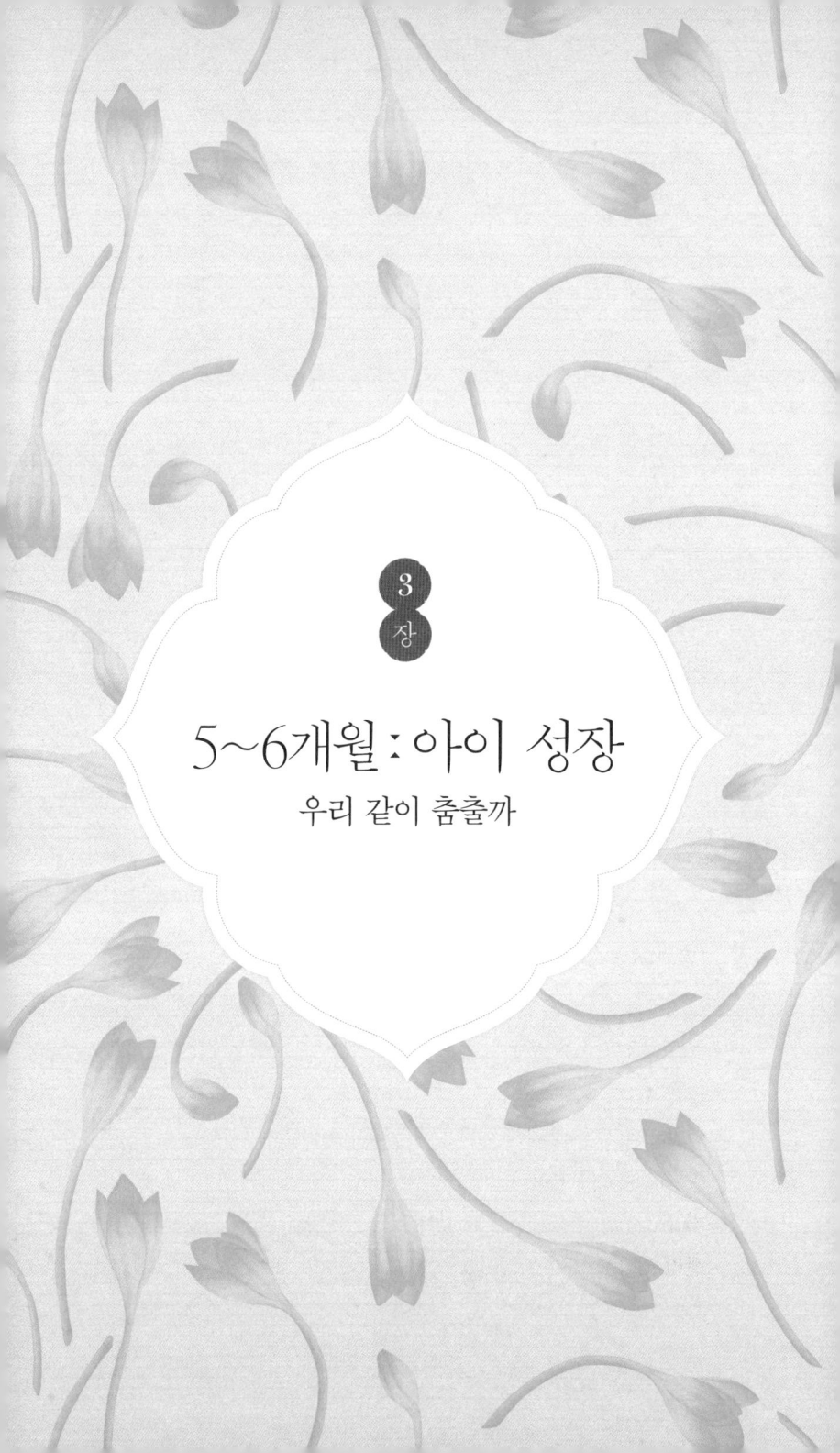

3장

5~6개월: 아이 성장

우리 같이 춤출까

{{{ 아이 마중시 }}}

엄마는 꽃을 사러 가고 있단다

툭-! 배를 걷어 차네
이 녀석, 오늘은 기분이 좋은가 봐

      축구선수가 되려나?
      발레리나가 되려나?

'아가야
너를 품고 다니느라 두 발이 퉁퉁 부었단다
배는 많이 무겁고
앉았다 일어나는 게 참 많이 힘드네
너는 어떠니?'

'엄마!
나는 잘 크고 있어요
나만의 작은 우주에서 신나게 수영하며 놀아요
팔도 움직였다가 다리도 쭉 뻗곤 해요
지금도 조금씩 쑥-쑥 크고 있어요
빨리 엄마를 만나고 싶어요.'

그래, 그래
우리 아가 아주 잘하고 있구나
그 오래전부터 우리는 만날 준비를 해왔지
우리 만나면 한껏 기뻐하자꾸나
서로를 위한 노래를 부르며
부둥켜안고 춤이라도 추자꾸나
이 지구상에서
너와 나 부모와 자식으로 만나는
그 큰 인연에 감사하면서…
엄마는 꽃을 사러 가고 있단다
너와 나를 위한 축. 하. 꽃

{{{ 아이 마중글 }}}

QR코드를 찍어보세요!

바람은 사랑의 알림

엄마는 이제 아이가 많이 익숙해졌어요. 처음에는 탄산수가 터지듯 폭 하고 뭔가 배 속에서 작은 신호가 와 혹시 하고 고개를 갸우뚱거렸는데 그게 바로 아기가 제 존재를 드러낸 신호라고 하네요. 물론 달이 갈수록 조금씩 배가 차올라 아이가 크고 있는 걸 짐작했지만 이렇게 직접 '저 여기 있어요' 하니 생명의 기적이 더욱 실감 납니다.

새삼 아이와의 인연이 궁금해집니다. 우리가 어떤 운명으로 만나 부모와 자식의 관계가 되었을까 생각해 봅니다. 새 생명을 배 속에 품었다가 열 달 만에 세상에 탄생시키는 역할에 대해서도 다시금 곱씹어 봅니다.

신이 주신 선물을 더 크고 아름답게 키우려면 엄마가 먼저 더 커져야겠다고 다짐합니다. 배 속 열 달이야말로 아이와 엄마가 함께 행복하게 추는 춤이니까요.

아무리 바빠도 엄마는 하루에도 여러 번 아이 생각을 하며 무엇을 해주어야 할까 고민하게 됩니다. 그렇지만 바람과는 달리 바쁜 일상에 치여 생각만큼 아이를 위한 태교를 해주기 힘들죠.

속상하더라도 엄마, 힘내세요! 아이가 크고 있잖아요. 틈틈이 하루 한 편, 시가 주는 힘을 느끼면서 아이에게 오롯이 집중해 보세요. 한여름의 산들바람처럼 엄마에겐 태교의 갈증을, 아이에겐 엄마의 사랑을 채워 주는 시간이 될 거예요.

달이 자꾸 따라와요

— 이상국

어린 자식 앞세우고
아버지 제사 보러 가는 길

- 아버지 달이 자꾸 따라와요
- 내버려둬라
  달이 심심한 모양이다

우리 부자가 천방둑 은사시나무 이파리들이
지나는 바람에 쏴르르쏴르르 몸 씻어내는 소리 밟으며
쇠똥냄새 구수한 판길이 아저씨네 마당을 지나
옛 이발소집 담을 돌아가는데

아버짓적 그 달이 아직 따라오고 있었다

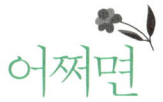
어쩌면

— 댄 조지

어쩌면 별들이 너의 슬픔을
데려갈지도 몰라
어쩌면 꽃들이 너의 가슴을
아름다움으로 채울지 몰라
어쩌면 희망이 너의 눈물을
영원히 닦아 없애 줄 거야
그리고 무엇보다도
침묵이 너를 강하게 만들 거야

푸른 오월

― 노천명

청자빛 하늘이
육모정 탑 위에 그린 듯이 곱고
연못 창포 앞에 여인네 맵시 위에
감미로운 첫여름이 흐른다.

라일락 숲에
내 젊은 꿈이 나비처럼 앉은 정오
계절의 여왕 오월의 푸른 여신 앞에
내가 웬일로 무색하고 외롭구나.

밀물처럼 가슴속으로 몰려드는 향수들
어찌하는 수 없어
눈은 먼 데 하늘을 본다.

긴 담을 끼고 외딴 길을 걸으며 걸으며
생각이 무지개처럼 핀다.
풀 냄새가 물큰
향수보다 좋게 내 코를 스치고

청머루 순이 뻗어 나오던 길섶
어디메선가 한나절 꿩이 울고
나는
활나물, 호납나물, 젓가락나물, 참나물을 찾던
잃어버린 날이 그립지 아니한가, 나의 사랑아.

아름다운 노래라도 부르자.
서러운 노래를 부르자.

보리밭 푸른 물결을 헤치며
종달새 모양 내 마음은
하늘 높이 솟는다.

오월의 창공이여!
나의 태양이여!

자연이 들려주는 말

— 척 로퍼

나무가 하는 말을 들었습니다
당당히 서서 열매를 맺어라
인내하고 굽힐 줄 알아라

하늘이 하는 말을 들었습니다
마음을 열어라, 경계와 울타리를 허물어라
그리고 날아올라라

태양이 하는 말을 들었습니다
다른 이들을 돌보아라
너의 따뜻함을 다른 사람이 느끼도록 하라

냇물이 하는 말을 들었습니다
느긋하게 흐름을 따르라
쉬지 말고 움직여라, 머뭇거리거나 두려워 마라

작은 풀들이 하는 말을 들었습니다

겸손하라 그리고 단순하라

작은 것들의 아름다움을 존중하라

바람

― 정지용

바람 속에 장미가 숨고
바람 속에 불이 깃들다.

바람에 별과 바다가 씻기고
푸른 멧부리와 나래가 솟다.

바람은 음악의 호수
바람은 좋은 알림!

오롯한 사랑과 진리가 바람에 옥좌를 고이고
커다란 하나와 영원이 펴고 날다.

저녁에

— 김광섭

저렇게 많은 별 중에서
별 하나가 나를 내려다본다
이렇게 많은 사람 중에서
그 별 하나를 쳐다본다

밤이 깊을수록
별은 밝음 속에 사라지고
나는 어둠 속에 사라진다

이렇게 정다운
너 하나 나 하나는
어디서 무엇이 되어
다시 만나랴

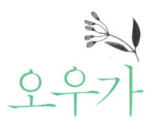

— 윤선도

　나의 벗이 몇인가 헤아려 보니 수석(水石)과 송죽(松竹)이라.
　동산에 달이 밝게 떠오르니 더욱 반가운 일이로다.
　나머지는 그냥 두어라. 이 다섯 외에 더 있으면 무엇하겠는가?

　구름 빛깔이 깨끗하다고 하지만 자주 검어진다.
　바람 소리가 맑다지만, 그칠 때가 많도다.
　깨끗하고도 그칠 때가 없는 것은 물뿐인가 하노라.

　꽃은 무슨 까닭에 피자마자 져버리고,
　풀은 어찌하여 푸른 듯하다가 이내 누른 빛을 띠는가?
　아마도 변하지 않는 것은 바위뿐인가 하노라.

따뜻해지면 꽃이 피고, 추워지면 잎이 떨어지는데,
소나무야, 너는 어찌하여 눈서리를 모르고 살아가는가?
하여 깊은 땅속까지 뿌리가 곧게 뻗은 것을 알겠노라.

나무도 아니고 풀도 아닌 것이
곧게 자라기는 누가 시켰으며, 속은 어찌하여 비었는가?
저렇고도 사철 늘 푸르니, 내가 좋아하노라.

작은 것이 높이 떠서 온 세상을 다 비추니
한밤중 밝은 빛이 너만 한 것이 또 있겠느냐?
보고도 말을 하지 않으니 나의 벗인가 하노라.

국화 옆에서

— 서정주

한 송이의 국화꽃을 피우기 위해
봄부터 소쩍새는
그렇게 울었나 보다

한 송이의 국화꽃을 피우기 위해
천둥은 먹구름 속에서
또 그렇게 울었나 보다

그립고 아쉬움에 가슴 조이던
머언 먼 젊음의 뒤안길에서
인제는 돌아와 거울 앞에 선
내 누님같이 생긴 꽃이여

노오란 네 꽃잎이 피려고
간밤에 무서리가 저리 내리고
내게는 잠도 오지 않았나 보다

행복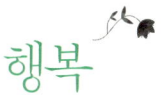

— 앨런 알렉산더 밀른

존은

크고 멋진

방수 장화를

신었습니다

존은

크고 멋진

방수 모자를

썼습니다

존은

크고 멋진

방수 외투를

입었습니다

그리고

(존이 말했습니다)

이거면

됐어요

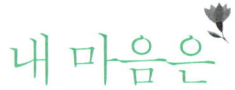

— 김동명

내 마음은 호수요
그대 노 저어 오오
나는 그대의 흰 그림자를 안고
옥같이 그대의 뱃전에 부서지리다

내 마음은 촛불이오
그대 저 문을 닫아 주오
나는 그대의 비단 옷자락에 떨며
고요히 최후의 한 방울도 남김 없이 타오리다

내 마음은 나그네요
그대 피리를 불어 주오
나는 달 아래 귀를 기울이며
호젓이 나의 밤을 새이오리다

내 마음은 낙엽이요

잠깐 그대의 뜰에 머무르게 하오

이제 바람이 일면 나는 또 나그네같이

외로이 그대를 떠나오리다

청포도

― 이육사

내 고장 칠월은
청포도가 익어 가는 시절

이 마을 전설이 주저리주저리 열리고
먼데 하늘이 꿈꾸며 알알이 들어와 박혀

하늘 밑 푸른 바다가 가슴을 열면
흰 돛단배가 곱게 밀려서 오면

내가 바라는 손님은 고달픈 몸으로
청포(靑袍)를 입고 찾아온다고 했으니,

내 그를 맞아 이 포도를 따 먹으면
두 손을 함뿍 적셔도 좋으련

아이야, 우리 식탁엔 은쟁반에
하이얀 모시 수건을 마련해 두렴

가을의 기도

— 김현승

가을에는
기도하게 하소서
낙엽들이 지는 때를 기다려 내게 주신
겸허한 모국어로 나를 채우소서

가을에는
사랑하게 하소서
오직 한 사람을 택하게 하소서
가장 아름다운 열매를 위하여 이 비옥한
시간을 가꾸게 하소서

가을에는
호올로 있게 하소서
나의 영혼,

굽이치는 바다와

백합의 골짜기를 지나,

마른 나뭇가지 위에 다다른 까마귀같이

고향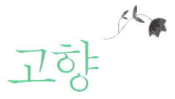

— 백석

나는 북관에 혼자 앓아누워서
어느 아침 의원을 뵈이었다
의원은 여래 같은 상을 하고 관공의 수염을 드리워서
먼 옛적 어느 나라 신선 같은데
새끼손톱 길게 돋은 손을 내어
묵묵하니 한참 맥을 짚더니
문득 물어 고향이 어데냐 한다
평안도 정주라는 곳이라 한즉
그러면 아무개 씨 고향이란다
그러면 아무개 씰 아느냐 한즉
의원은 빙긋이 웃음을 띠고
막역지간이라며 수염을 쓴다
나는 아버지로 섬기는 이라 한즉
의원은 또다시 넌지시 웃고

말없이 팔을 잡아 맥을 보는데

손길은 따스하고 부드러워

고향도 아버지고 아버지의 친구도 다 있었다

미라보 다리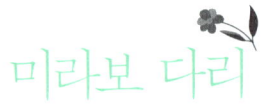

― 기욤 아폴리네르

미라보 다리 아래 세느 강이 흐르고
우리들의 사랑도 흘러간다
그러나 괴로움 뒤에 오는 기쁨을
나는 또한 기억하고 있나니

밤은 오고 종은 울리고
세월은 흐르고 나는 여기 머문다

손에 손을 잡고서 얼굴을 마주 보자
우리들의 팔 밑으로
미끄러운 물결의
영원한 눈길이 지나갈 때

밤은 오고 종은 울리고
세월은 흐르고 나는 여기 머문다

흐르는 강물처럼 사랑은 흘러간다
사랑이 흘러간다

삶처럼 저리 느리게
희망처럼 저리 격렬하게

밤은 오고 종은 울리고
세월은 흐르고 나는 여기 머문다

날이 가고 세월이 지나면
가버린 시간도

사랑도 돌아오지 않지만

미라보 다리 아래 세느 강은 흐른다

밤은 오고 종은 울리고

세월은 흐르고 나는 여기 머문다

아버지의 조건

― 작자 미상

산의 힘

나무의 위풍당당함

여름 태양의 열기

조용한 바다의 고요함

자연의 너그러운 정기

밤의 편안한 품

역사의 지혜

비상하는 독수리의 힘

봄날 아침의 기쁨

영원의 인내를 한데 모았다.

더 이상 더할 것이 없어지자

신의 걸작이 완성되었다.

그리고

신은 그를 아버지라 불렀다.

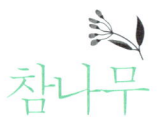# 참나무

― 알프레드 테니슨

젊거나 늙거나
저기 저 참나무 같은
삶을 살아가라
봄에는 생기 넘치는
황금빛으로 빛나며

여름에는 무성하고
그리고, 그러고 나서
가을이 오면
낙엽처럼 은은한
황금빛이 되고

마침내 나뭇잎
모두 떨어지면

보라, 줄기와 가지로

나목 되어 서 있는

저 발가벗은 힘을

달·포도·잎사귀

— 장만영

순이, 벌레 우는 고풍한 뜰에
달빛이 조수처럼 밀려왔구나

달은 나의 뜰에 고요히 앉아 있다
달은 과일보다 향그럽다

동해 바닷물처럼
푸른
가을
밤

포도는 달빛이 스며 곱다
포도는 달빛을 머금고 익는다

순이, 포도넝쿨 아래 어린 잎새들이
달빛에 젖어 호젓하구나

아빠 마음 태교

아이들을 위한 기도

― 김시천

당신이 이 세상을 있게 한 것처럼
아이들이 나를 그처럼 있게 해주소서
불러 있게 하지 마시고
내가 먼저 찾아가 아이들 앞에
겸허히 서게 해주소서
열을 가르치려는 욕심보다
하나를 바르게 가르치는 소박함을
알게 하소서
위선으로 아름답기보다는
진실로써 피 흘리길 차라리 바라오며
아이들의 앞에 서는 자 되기보다
아이들의 뒤에 서는 자 되기를
바라나이다
당신에게 바치는 기도보다도
아이들에게 바치는 사랑이 더 크게 해주시고
소리로 요란하지 않고

마음으로 말하는 법을 깨우쳐 주소서
당신이 비를 내리는 일처럼
꽃밭에 물을 주는 마음을 일러 주시고
아이들의 이름을 꽃처럼 가꾸는 기쁨을
남몰래 키워 가는 비밀 하나를
끝내 지키도록 해주소서
흙먼지로 돌아가는 날까지
그들을 결코 배반하지 않게 해주시고
그리고 마침내 다시 돌아와
그들 곁에 순한 바람으로
머물게 하소서
저 들판에 나무가 자라는 것처럼
우리 또한 착하고 바르게 살고자 할 뿐입니다
저 들판에 바람이 그치지 않는 것처럼
우리 또한 우리들의 믿음을 지키고자 할 뿐입니다

{{{ 써보고 싶은 시 }}}

마음에 드는 시를 옮겨 적거나 내가 지은 시를 아이에게 전하세요.

8장

7~8개월 : 아이 사랑

너로 인한 축복을 하나하나 세어 봐

{{{ 아이 마중시 }}}

사랑, 그것밖에!

아주 먼-먼 옛날
아빠엄마의 그 아빠엄마
그 아빠엄마의 그 그 아빠엄마
멀고도 오래된 그곳에서부터
오늘의 네가 오기까지
모두가 신비로운 축복임을

우-우 갈대의 울음처럼 세월이 울고
방황을 거듭하던 시간 속에서
너를 만날 줄이야

햇빛처럼 축복이 쏟아지는 날
동그란 얼굴에 숱도 많은 까만 머리
코와 입, 그리고 눈과 귀
열 손가락, 열 발가락
오오 이 앙증맞은 입술하며

작은 천사의 표정으로
훨훨 눈처럼 축복이 내려오네

하나, 둘, 셋… 열, 스물, 서른
손가락을 접으며 세어 보고 세어 봐도
손가락을 접으며 세어 보고 세어 봐도
사랑, 그것밖에!

{{{ 아이 마중글 }}}

QR코드를
찍어보세요!

바다처럼 너른 사랑으로

엄마는 아이를 가지면서 시야가 더 넓어지고 생각의 품이 넉넉해짐을 느낍니다. 내 아이를 위해 더 좋은 세상을 만들려면 나부터 변해야 한다고 다짐합니다. 호연지기라는 말처럼, 하늘과 땅 사이에 가득 찬 넓고 큰 기운을 내 아이가 온전히 느끼기를 바라는 마음으로 엄마아빠부터 너른 품을 가지려고 노력합니다. 그래야 내 아이도 여유롭게 자랄 수 있을 테니까요.

사랑은 더하기가 아니라 곱하기라고 해요. 내 아이에 대한 큰 사랑으로 엄마아빠는 부쩍 성장하죠. 아이는 그렇게 축복이고 사랑입니다. 숨죽이고 귀 기울여 아이 심장 소리를 들으면서 오늘도 엄마아빠는 사랑과 축복의 기도를 합니다.

풍선처럼 부풀어 오른 배 때문에 많이 힘드시죠? 배 속 아이가 신생아의 모습을 다 갖추고 본격적으로 지능과 인격을 형성하며 몸을 키우기 때문이에요. 이 시기에는 자발적 호흡은 아직 어렵지만 엄마의 말소리뿐 아니라 감정까지 느끼고 바깥의 여러 소리도 구분할 수 있다고 하네요.

태어날 순간을 준비하고 있을 아기에게 엄마아빠의 큰 사랑을 자주 들려주세요. 넓고 깊은 바다의 소리가 아이의 마음을 편안하게 이끌어 줄 거예요.

알 수 없어요

― 한용운

바람도 없는 공중에 수직의 파문을 내이며 고요히 떨어지는 오동잎은 누구의 발자취입니까.

지리한 장마 끝에 서풍에 몰려가는 무서운 검은 구름의 터진 틈으로 언뜻언뜻 보이는 푸른 하늘은 누구의 얼굴입니까.

꽃도 없는 깊은 나무에 푸른 이끼를 거쳐서 옛 탑 위의 고요한 하늘을 스치는 알 수가 없는 향기는 누구의 입김입니까.

근원도 알지 못할 곳에서 나서 돌부리를 올리고 가늘게 흐르는 작은 시내는 굽이굽이 누구의 노래입니까.

연꽃 같은 발꿈치로 가이없는 바다를 밟고, 옥 같은 손으로 끝없는 하늘을 만지면서 떨어지는 날을 곱게 단장하는 저녁놀은 누구의 시입니까.

 타고 남은 재가 다시 기름이 됩니다. 그칠 줄 모르고 타는 나의 가슴은 누구의 밤을 지키는 약한 등불입니까.

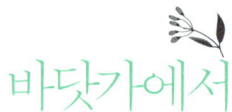 # 바닷가에서

— 오세영

사는 길이 높고 가파르거든
바닷가
하얗게 부서지는 파도를 보아라
아래로 아래로 흐르는 물이
하나 되어 가득히 차오르는 수평선
스스로 자신을 낮추는 자가 얻는 평안이
거기 있다

사는 길이 어둡고 막막하거든
바닷가
아득히 지는 일몰을 보아라
어둠 속에서 어둠 속으로 고이는 빛이
마침내 밝히는 여명
스스로 자신을 포기하는 자가 얻는 충족이
거기 있다

사는 길이 슬프고 외롭거든

바닷가

가물가물 멀리 떠 있는 섬을 보아라

홀로 견디는 것은 순결한 것

멀리 있는 것은 아름다운 것

스스로 자신을 감내하는 자의 의지가

거기 있다

낮이 가만히

— 라이너 마리아 릴케

낮이 가만히 잠든다
나는 사람들 멀리 혼자 거닌다
드넓은 공간에 눈을 뜬 나
그리고 하얀 별 하나

빛에 뒤엉킨 눈을 나에게
맑게 비추어 주며
여기 혼자 선 나처럼
하늘 멀리 외로운 별

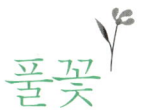

― 나태주

자세히 보아야 예쁘다

오래 보아야 사랑스럽다

너도 그렇다

보리수

— 빌헬름 뮐러

성문 앞 샘물 곁에
서 있는 보리수
나는 그 그늘 아래서
수많은 단꿈을 꾸었네

보리수 가지에다
희망의 말 새겨 넣고
기쁠 때나 슬플 때나
언제나 그곳을 찾았네

나 오늘 이 깊은 밤에도
그곳을 지나지 않을 수 없었네
캄캄한 어둠 속에서
두 눈을 꼭 감아 보았네

나뭇가지들이 살랑거리면서
꼭 나를 부르는 것 같았네
친구여, 내게로 오라
여기서 안식을 찾으라

차가운 바람이 불어와
얼굴을 세차게 때렸네
모자가 바람에 날려도
나는 꿈쩍도 않았네

이제 그곳을 떠난 지
벌써 한참이 되었지만
여전히 속삭이는 소리 들리네
친구여, 여기서 안식을 찾으라

꽃이 예쁜가요, 제가 예쁜가요

— 이규보

진주 이슬 머금은 모란꽃을
새색시 꺾어 들고 창가를 지나네
웃는 얼굴로 신랑에게 묻기를
꽃이 예쁜가요, 제가 예쁜가요
짓궂은 신랑 장난치기를
꽃이 당신보다 더 예쁘구려
꽃이 더 예쁘단 말에 토라진 새색시
꽃가지를 밟아 뭉개네
꽃이 저보다 예쁘거든
오늘 밤은 꽃과 함께 주무세요

고추잠자리에게

— 김미영

잠잘아,
고추잠잘아
우리 고추밭엔 가지 마, 응?

고추 따시는
우리 엄마
'잘 익었구나' 하시며

네 꼬랑지 따버리면
정말 큰일이잖니

우리 고추밭엔 가지 마
착한 고추잠잘아

이니스프리의 호수 섬

— 윌리엄 버틀러 예이츠

나 일어나 이제 가리, 이니스프리로 가리
나뭇가지 엮어 진흙 바른 작은 오두막을 짓고
아홉 이랑 콩밭과 꿀벌 통 하나 마련해
벌 윙윙대는 숲 속에서 나 혼자 살으리

거기서 작은 평화를 누리리
평화는 아침 안개 장막에서부터 귀뚜라미 우는 곳까지
천천히 방울지듯 오는 것
한밤엔 온통 반짝이는 빛
한낮엔 보랏빛 환한 기색
저녁엔 방울새 날갯소리 가득한 그곳

나 일어나 이제 가리, 밤이나 낮이나
호숫가에 찰랑이는 잔물결 소리 들리는 그곳으로
한길 위에 서 있거나 회색 포장도로 위에 서 있어도
내 마음 깊은 곳에서 그 물결 소리 들리네

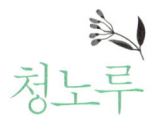

— 박목월

머언 산 청운사
낡은 기와집

산은 자하산
봄눈 녹으면

느릅나무
속잎 피어나는 열두 구비를

청노루
맑은 눈에

도는
구름

눈 오는 저녁 숲에 서서

— 로버트 프로스트

이게 누구네 숲인지 알 것 같아
그 사람 집은 마을에 있지
그는 모를 거야 내가 여기 서서
자기 숲에 눈 쌓인 모습을 지켜보는 걸

내 조랑말은 이상하게 생각할 거야
일 년 중 가장 어두운 저녁

농가는 가까이 있지도 않은데

숲과 얼어붙은 호수 사이에 있는
길 위에 멈춰 선 것을

말은 방울을 흔들어 대지
뭔가 잘못된 게 있냐고

단지 바람을 스치며
부드럽게 눈이 내리는 소리만 들려와

숲은 깊고 깜깜하고 아름다워
하지만 난 지킬 약속이 있고
잠들기 전에 갈 먼 길이 있어
잠들기 전에 갈 먼 길이 있지

삶이
그대를 속일지라도

— 알렉산드르 푸시킨

삶이 그대를 속일지라도
슬퍼하거나 화내지 마라.
고통의 날을 참고 견디면
기쁨의 날이 찾아오리니.

마음은 미래를 그리며 살고
현재는 언제나 슬픈 것이나,
모든 것은 지나가고
지나간 것은 다시 그리워지리니.

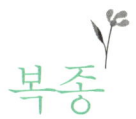
복종

― 한용운

남들은 자유를 사랑한다지마는
나는 복종을 좋아하여요.
자유를 모르는 것은 아니지만
당신에게는 복종만 하고 싶어요.
복종하고 싶은데 복종하는 것은
아름다운 자유보다도 달콤합니다.
그것이 나의 행복입니다.

그러나 당신이 나더러 다른 사람을 복종하라면
그것만은 복종할 수가 없습니다.
다른 사람에게 복종하려면
당신에게 복종할 수가 없는 까닭입니다.

나뭇잎 나뭇잎

— 김은자

  그대를 처음 보았을 때 세상은 푸른 갈채인 줄 알았다 부산의 대신동 맨 처음 열린 바닷속에 남청색 물고기들로 뿔뿔이 달아나며, 달아나며 귀띔하던 세상의 갈채 소리

  나의 사랑을 만났을 때 그대 높은 바닷속으로 휘달렸다 희디흰 희열로 몸을 떨며 내려찍은 햇살에 알몸을 던지던 거대한 은색 지느러미의 고기떼 사랑이 다하도록 돌아오지 않았다

  그대 떨어지는 중에 가장 가벼운 존재여 어느 밤 사이 나의 귀 순해지고 뭍으로 돌아오는 단정한 그대 발소리 듣게 된다 젖어 가는 나날의 파릇한 아픔 속에 사려 깊은 하늘이 고요히 물살지며 가라앉는다

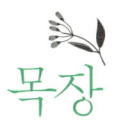

— 로버트 프로스트

목장의 샘물을 깨끗이 하러 갈 거야
그냥 물 위의 나뭇잎만 걷어 내면 돼
(그리고 물이 맑아지는 걸 지켜볼 거야)
오래 걸리지 않을 테니 - 같이 갈래?

어린 송아지를 데리러 갈 거야
어미소 옆에 있는 그 녀석이 너무 어리거든
어미소가 혀로 핥으면 비틀거린단다
오래 걸리지 않을 테니 - 같이 갈래?

오다가다

― 김억

오다가다 길에서
만난 이라고
그저 보고 그대로
갈 줄 아는가

뒷산은 청청(靑靑)
풀 잎사귀 푸르고
앞바단 중중(重重)
흰 거품 밀려든다

산새는 죄죄
제 흥을 노래하고
바다엔 흰 돛
옛 길을 찾노란다

자다 깨다 꿈에서
만난 이라고
그만 잊고 그대로
갈 줄 아는가

십리 포구 산 너머
그대 사는 곳
송이송이 살구꽃
바람과 논다

수로 천리 먼먼 길
왜 온 줄 아나
예전 놀던 그대를
못 잊어 왔네

별을 쳐다보며

— 노천명

나무가 항시 하늘로 향하듯이
발은 땅을 딛고도 우리
별을 쳐다보며 걸어갑시다

친구보다
좀 더 높은 자리에 있어 본댓자
명예가 남보다 뛰어나 본댓자
또 미운 놈을 혼내주어 본다는 일
그까짓 것이 다아 무엇입니까

술 한 잔만도 못한
대수롭잖은 일들입니다
발은 땅을 딛고도 우리
별을 쳐다보며 걸어갑시다

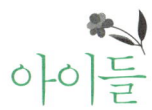

― 헨리 워즈워스 롱펠로

애들아, 내게 오너라!
너희들 뛰어노는 소리 듣노라니
나를 괴롭혔던 의문들이
모두 사라져 버리는구나.

동쪽 창문을 열고
해를 바라보아라.
마음은 노래하는 제비 같고
졸졸 흐르는 아침 시냇물 같구나.

너희 마음엔 새들과 햇빛 깃들고
너희 생각은 흐르는 냇물 같으나
나는 가을바람이요
첫눈 내리는 계절이다.

만일 이 아이들이 없다면
세상은 우리에게 어떠할 것인가?
어둠보다 더 혹독한
사막만이 남지 않을까 두렵구나.

숲속의 나뭇잎들은
빛과 공기로 양분을 만들고
마침내 달콤하고 부드러운 즙을 만들어
나무를 단단하게 하나니

아이들도 바로 이런 것.
나무 뿌리까지 미치는 힘으로
이들을 통하여 세상은
더욱 밝고 빛나네.

얘들아, 내게 오너라!
너희들의 양지 바른 곳에서 들리던
새들과 바람의 노래를
내 귀에도 속삭여 주렴.

우리의 모든 계획과
책이 가르쳐 주는 지혜는
너희 손길과 기쁨에 넘치는
얼굴에 비하면 아무것도 아니란다.

너희들은 지금까지 존재했던
어떤 시보다 더 아름답구나.
너희야말로 살아 있는 시,
나머지는 모두 죽은 것.

밤의 이야기·20

— 조병화

고독하다는 건
아직도 나에게 소망이 남아 있다는 거다
소망이 남아 있다는 건
아직도 나에게 삶이 남아 있다는 거다
삶이 남아 있다는 건
아직도 나에게 그리움이 남아 있다는 거다
그리움이 남아 있다는 건
보이지 않는 곳에
아직도 너를 가지고 있다는 거다

이렇게 저렇게 생각을 해 보아도
어린 시절의 마당보다 좁은
이 세상
인간의 자리
부질없는 자리

가리울 곳 없는
회오리 들판

아, 고독하다는 건
아직도 나에게 소망이 남아 있다는 거요
소망이 남아 있다는 건
아직도 나에게 삶이 남아 있다는 거요
삶이 남아 있다는 건
아직도 나에게 그리움이 남아 있다는 거요
그리움이 남아 있다는 건
보이지 않는 곳에
아직도 너를 가지고 있다는 거다

아빠 마음 태교

아이들은
신에게 받은 선물이다

— 산드라 톨슨

신께서 나에게 특별히 살펴야 할
세 개의 꾸러미를 보내시며 말씀하셨다.
대단히 귀한 것들이니
이 작은 선물들을 잘 돌봐라.

사랑을 다해 선물들을 지켜봐라.
너의 손길을 느낄 수 있게 하라.
너는 이들에게 꼭 필요한 존재니
부족함이 없도록 잘 살펴라.

선물들이 아주 빨리 자란다는 사실을
얼마 지나지 않아 깨닫게 될 것이다.
그들을 온 마음으로 사랑하라.
그리고 어떤 모습이 되라고 강요하지 마라.

선물들이 완전히 성장했을 때
마음을 열고 하늘을 올려다보라.
그리고 신의 크나큰 사랑으로 인해
그들이 존재함을 다시 한 번 되새겨라.

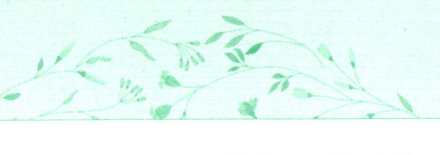
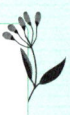

{{{ 써보고 싶은 시 }}}

마음에 드는 시를 옮겨 적거나 내가 지은 시를 아이에게 전하세요.

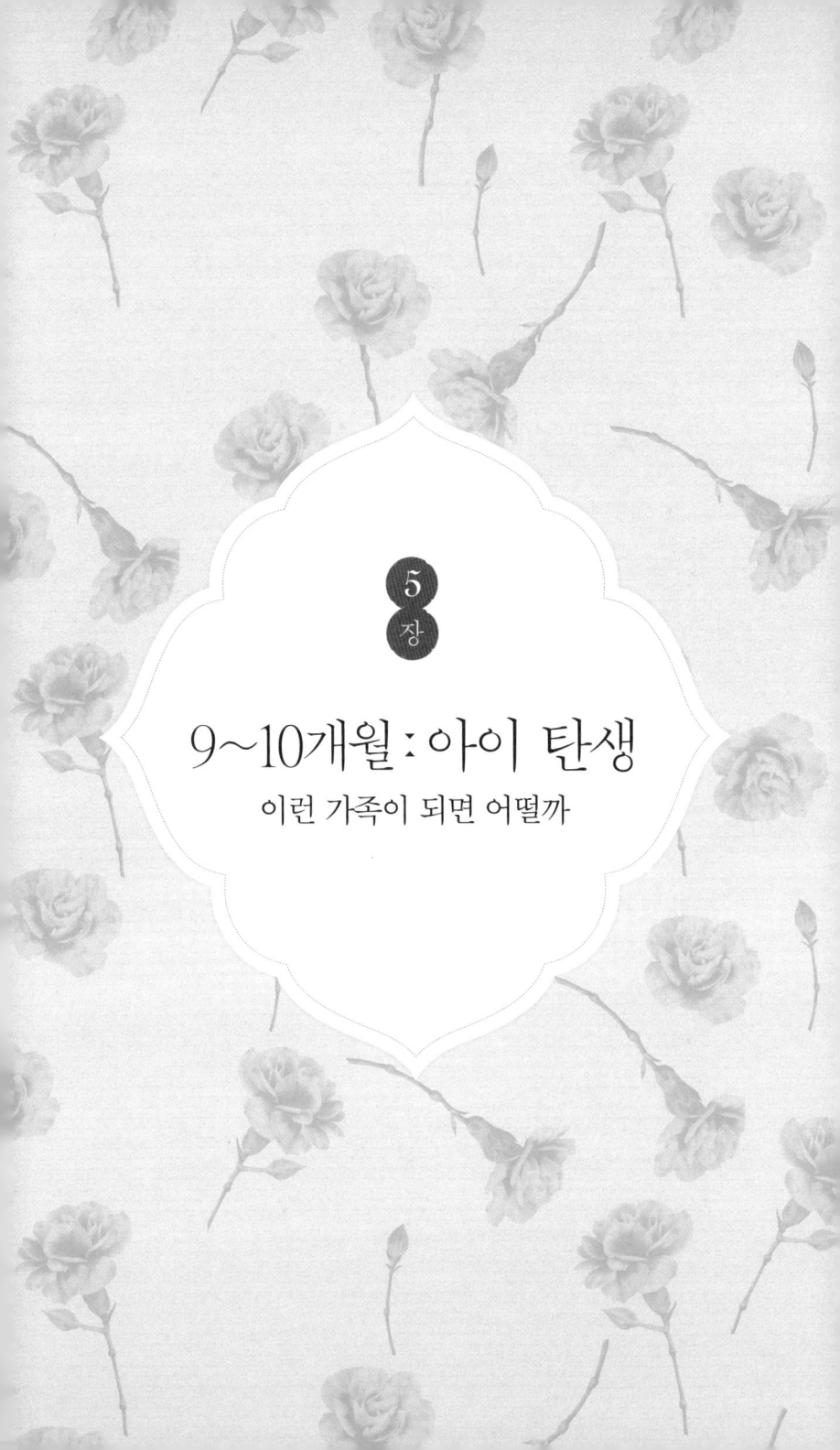

8장

9~10개월 : 아이 탄생
이런 가족이 되면 어떨까

{{{ 아이 마중시 }}}

무조건 내 편을 들어주는 사람

아주 작은 네가 태어나면 응애 응애 울 거야
엄마가 포근히 안아 줄게
가슴 따뜻한 사랑으로 너의 울타리가 되어 줄게
사람은 누구나 처음부터 그렇게 작게 태어난단다
너무나 맑고 순수하게
그렇게… 태어난단다
자라면서 이 대자연과 어울리며
자기만의 개성과 색깔이 배어 있는 멋진 '나'로
살아가려 애쓰며 살고들 있지
그런 가운데 힘들고 지쳤을 때
가족이라 불리는 우리들은 서로를 찾게 되고-
편안히 등 기대고 싶은 사람
함께 웃고 싶은 사람
함께 울고 싶은 사람
무조건 내 편을 들어주는 사람, 사람, 사람들
점 하나는 나야
점에 점을 이으면 너와 나 선을 이루지-

점 세 개가 모이면 삼각형을 만들며
이미 가족을 구성하게 되고
작은 사회가 이루어지게 되지
이 작은 구성원이 밝고 건강해야
사회가 밝고 건강할 수 있단다
진정 따뜻한 가정을 만들어 보자
더러는 밥상 위에서 밥알이 튀어 다니고
아빠의 냄새나는 방귀가 뿡뿡대는 집
장난감 하나를 서로 가지겠다고
과자 하나를 서로 더 먹겠다고
언니 오빠와 다투면서도
언제 그랬냐는 듯 감싸 안아 주는 정든 집
웃음과 눈물이 공존하는 그런 가족, 그런 집
지나간 날들이 그리워 울 수 있는 그런 가족, 그런 집
진정 이런 가족, 이런 집을
예쁘게 만들어 가지 않을래?
우리 함께!

{{{ 아이 마중글 }}}

QR코드를
찍어보세요!

이제 부부에서 가족으로

엄마는 이제야 가족이라는 이름이 온전해진 느낌이에요. 아빠와 사랑으로 잉태한 아기가 이제 곧 두 사람 사이를 채워 줄 테니까요. 엄마아빠는 낯선 세상에 태어나 잔뜩 골을 내며 울음을 터뜨리는 아기를 보는 순간 아이의 가장 충실한 벗이자 선배가 되겠다고 다짐하며 가족의 울타리를 굳건히 세우려 하겠죠. 그래도 힘든 일이 있을 거예요. 처음 만났을 때의 기쁨을 까마득히 잊어버리고 아이를 재촉하고 다그치기도 하겠죠.

출산 날이 다가올수록 두려움도 커질 거예요. 새 생명을 싹틔우고 꽃피우고 열매 맺게 하는 일은 결코 쉬운 일이 아니에요. 소중하고 값진 만큼 수고와 정성이 드는 것은 당연해요. 두려움을 떨치고 어떤 엄마가 되고 싶은지, 어떤 아빠가 되고 싶은지 함께 꿈꾸면서 진정한 가족의 모습을 그려보세요.

마지막 두 달은 정말 엄마에게 많은 생각이 오갈 거예요. 아직 엄마 될 준비가 덜 되었다는 걱정, 이제 곧 아기를 만날 거라는 설렘, 행복한 가족을 만들어 갈 희망, 거기에 출산에 대한 두려움….

아빠의 따뜻한 한마디가 큰 힘이 되는 시기입니다. 배가 불러서 읽기도 힘들고 버거운 엄마에게 아빠의 목소리를 들려주세요. 차분한 중저음은 엄마뿐 아니라 아이의 마음까지 따스하게 어루만져 줄 거예요.

결혼에 대하여

— 칼릴 지브란

그대들은 함께 태어났으니 영원히 함께하리라.
죽음의 흰 날개가 그대들의 삶을 흩어 놓을지라도
그대들은 함께하리라.
또한 신의 고요한 기억 속에서도 함께하리라.

함께 있되 거리를 두라.
그래서 하늘 바람이 너희 사이에서 춤추게 하라.

서로 사랑하라.
그러나 사랑으로 구속하지는 마라.
두 영혼의 언덕 사이에 출렁이는 바다를 놓아두라.

서로의 잔을 채워주되
한쪽의 잔만을 마시지 마라.
서로의 빵을 주되 한쪽의 빵만을 먹지 마라.

함께 노래하고 춤추며 즐거워하되 각자 홀로 있으라.
마치 현악기의 줄들이 하나의 음악을 울릴지라도
줄은 혼자이듯이.

서로 마음을 주라.
그러나 간직하지는 마라.
오직 삶의 손길만이 그대들의 마음을 간직할 수 있다.

나란히 서 있으되
너무 가까이 서 있지는 마라.
사원의 기둥들도 서로 떨어져 있고
참나무와 삼나무는 서로의 그늘 속에선 자랄 수 없다.

너를 위한 시간

— 작자 미상

차 주전자에 물을 올렸고, 컵도 꺼내 놓았어
아끼는 의자도 미리 준비해 두었지
해야만 하는 일들은 잠시 미뤄 둘 수 있어
나의 친구, 나는 항상 널 맞이할 준비가 되어 있거든

아침 송 – 떠남

― 유자효

자작나무 잎은 푸른 숨을 내뿜으며
달리는 마차를 휘감는다
보라
젊음은 넘쳐나는 생명으로 용솟음치고
오솔길은 긴 미래를 향하여 굽어 있다
아무도 모른다
그 길이 어디로 향하고 있는지를…
길의 끝은 안개 속으로 사라지고
여행에서 돌아온 자는 아직 없다
두려워 마라
젊은이여
그 길은 너의 것이다
비 온 뒤의 풋풋한 숲 속에서
새들은 미지의 울음을 울고
은빛 순수함으로 달리는
이 아침은 아름답다

겨울 강가에서

— 우미자

이제는 마음 비우는 일
하나로 살아간다

강물은 흐를수록 깊어지고
돌은 깎일수록 고와진다

청천(靑天)의 유월
고란사 뒷그늘의 푸르던 사랑
홀로 남은 나룻배 위에 앉아 있는데
높고 낮은 가락을 고르며
뜨거운 노래로
흘러가는 강물

거스르지 않고 순하게 흘러
바다에 닿는다

강안(江岸)을 돌아가
모든 이별이 손을 잡는
생명의 합장

겨울 강을 보며
한 포기 지란(芝蘭)을
기르는 마음으로 살아간다

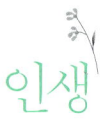

― 샬럿 브론테

인생은 정말이지 현자들 말처럼
그렇게 어두운 꿈은 아니랍니다.
때로 아침에 조금 내린 비가
화창한 날을 예고하듯이
가끔 어두운 구름이 끼더라도
머지않아 지나가 버리죠.
소나기가 내려서 장미를 피운다면
아, 소나기 내리는 걸 왜 슬퍼하죠?

재빠르게 아무 생각 없이
인생의 밝은 시간은 지나가 버리는 것.
감사하며 기분 좋게
흘러가는 그 시간을 즐기세요.

나의 꿈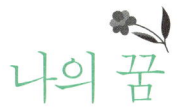

— 한용운

당신이 맑은 새벽에 나무그늘 사이에서 산보할 때에
나의 꿈은 작은 별이 되어서
당신의 머리 위에 지키고 있겠습니다.

당신이 여름날에 더위를 못 이기어 낮잠을 자거든
나의 꿈은 맑은 바람이 되어서
당신의 주위에 떠돌겠습니다.

당신이 고요한 가을밤에 그윽히 앉아서 글을 볼 때에
나의 꿈은 귀뚜라미가 되어서
책상 밑에서 귀똘귀똘 울겠습니다.

산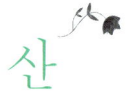

― 김광섭

이상하게도 내가 사는 데서는
새벽녘이면 산들이
학처럼 날개를 쭉 펴고 날아와서는
종일토록 먹도 않고 말도 않고 엎뎄다가는
해질 무렵이면 기러기처럼 날아서
틀만 남겨 놓고 먼 산 속으로 간다

산은 날아도 새 둥이나 꽃잎 하나 다치지 않고
짐승들의 굴 속에서도
흙 한 줌 돌 한 개 들썩거리지 않는다
새나 벌레나 짐승들이 놀랄까 봐
지구처럼 부동의 자세로 떠간다
그럴 때면 새나 짐승들은
기분 좋게 엎데서
사람처럼 날아가는 꿈을 꾼다

산은 날 것을 미리 알고 사람들이 달아나면
언제나 사람보다 앞서 가다가도
고달프면 쉬란 듯이 정답게 서서
사람이 오기를 기다려 같이 간다

산이 양지 바른 쪽에 사람을 묻고
높은 꼭대기에 신을 뫼신다

산은 사람들과 친하고 싶어서
기슭을 끌고 마을에 들어오다가도
사람 사는 꼴이 어수선하면
달팽이처럼 대가리를 들고 슬슬 기어서
도로 험한 봉우리를 올라간다

산은 나무를 기르는 법으로

벼랑에 오르지 못하는 법으로
사람을 다스린다

산은 울적하면 솟아서 봉우리가 되고
물소리 듣고 싶으면 내려와 깊은 계곡이 된다

산은 한번 신경질을 되게 내야만
고산도 되고 명산이 된다

산은 언제나 기슭에 봄이 먼저 오지만
조금만 올라가면 여름이 머물고 있어서
한 기슭인데 두 계절을
사이좋게 지니고 산다

가장 아름다운 것

— 로버트 브라우닝

한 해의 모든 숨결과 꽃은 한 마리 벌의 주머니에 들어 있고
광산의 모든 경이와 부는 한 알 보석의 중심에 들어 있고
한 알의 진주 속에는 바다의 모든 그늘과 빛이 들어 있다
숨결과 꽃, 빛과 그늘, 경이와 풍요
그리고 이것들보다 훨씬 더 높은 것
보석보다 반짝이는 진실
진주보다 순수한 믿음
우주에서 가장 밝게 빛나는 진리
나에겐 그것들이 모두 한 소녀의 입맞춤 안에 있었다

남으로 창을 내겠소

― 김상용

남으로 창을 내겠소
밭이 한참 갈이

괭이로 파고
호미론 풀을 매지요

구름이 꼬인다 갈 리 있소
새 노래는 공으로 들으랴오

강냉이가 익걸랑
함께 와 자셔도 좋소

왜 사냐건
웃지요

다름 아니라

— 윌리엄 카를로스 윌리엄스

냉장고에
있던 자두를
내가
먹어 버렸다오

아마 당신이
아침식사 때
내놓으려고
두었던 것일 터인데

용서해요, 헌데
아주 맛있었다오
어찌나 달고
시원하던지

— 박두진

해야 솟아라, 해야 솟아라, 말갛게 씻은 얼굴 고운 해야 솟아라. 산 넘어 산 넘어서 어둠을 살라 먹고, 산 넘어서 밤새도록 어둠을 살라 먹고, 이글이글 애띤 얼굴 고운 해야 솟아라.

달밤이 싫여, 달밤이 싫여, 눈물 같은 골짜기에 달밤이 싫여, 아무도 없는 뜰에 달밤이 나는 싫여….

해야, 고운 해야, 늬가 오면 늬가사 오면, 나는 나는 청산이 좋아라. 훨훨훨 깃을 치는 청산이 좋아라. 청산이 있으면 홀로래도 좋아라.

사슴을 따라 사슴을 따라, 양지로 양지로 사슴을 따라, 사슴을 만나면 사슴과 놀고,

칡범을 따라 칡범을 따라, 칡범을 만나면 칡범과 놀고….

해야, 고운 해야, 해야 솟아라 꿈이 아니래도 너를 만나면, 꽃도 새도 짐승도 한자리 앉아, 워어이 워어이 모두 불러 한자리 앉아, 애띠고 고운 날을 누려 보리라.

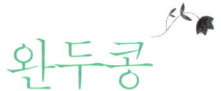

— 작자 미상

완두콩 하얀꽃 피었다고
좋아했더니
어느새 콩이 열렸네.
연둣빛 고운 콩 꼬투리

햇볕에 비쳐
속이 환히 보이네.
하나 둘 셋 넷… 일곱 여덟 개
연하디연한 어린 콩알 나란히 들어 있네.

바깥엔 무슨 바람 불어와도
모른 체 나란히 들어 있는 콩.
우리 식구도 여덟이란다.

아! 완두야, 잘 자라라
엄마 뱃속에 든 아기처럼

완두밭엔 여전히 흰 꽃들 피어 있고,
비 한 번 안 와도
꽃은 이어 피고
콩은 무수히 맺어 자란다, 자란다.
예쁜 우리 완두콩.

성공이란 무엇인가

— 랠프 월도 에머슨

자주, 그리고 많이 웃는 것

현명한 사람들에게 존경받고
아이들에게 사랑받는 것

정직한 사람에게 인정받고
거짓된 친구의 배신을 견뎌 내는 것

아름다움을 감상할 줄 알고
다른 사람들의 장점을 발견하는 것

건강한 아이를 키우든
푸른 정원을 가꾸든
사회적 조건을 개선하든
세상을 조금이라도 더 나은 곳으로 바꾸는 것

당신이 존재했기 때문에
한 사람이라도 더 편히 지냈다는 사실을 아는 것

이것이 성공이다

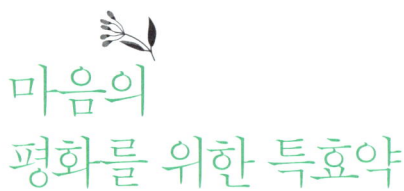

— 헨리 러더퍼드 엘리엇

경쟁에서 졌나요?
웃어 버려요
속임수에 넘어갔나요?
웃어 버려요

사소한 일을 비극으로 만들지 말아요
총으로 나비를 잡지 말아요
웃어 버려요

일이 꼬이나요?
웃어 버려요
벼랑 끝에 몰렸나요?
웃어 버려요

정신을 차리는 데는

웃음만 한 특효약이 없죠

웃어 버려요

밤은 천 개의 눈을

— 프란시스 버딜론

밤은 천 개의 눈을 가졌지만
낮은 단 하나뿐
그러나 밝은 세상의 빛은 사라진다
태양이 저물 때면

마음은 천 개의 눈을 가졌지만
가슴은 단 하나뿐
그러나 온 생명의 빛은 사라진다
사랑이 다 할 때면

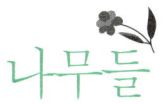

― 김남조

보아라
나무들은 이별의 준비로
더욱 사랑하고만 있어
한 나무 안에서
잎들과 가지들이
혼인하고 있어
언제나 생각에 잠긴 걸 보고
이들이 사랑하는 줄
나는 알았지

오늘은
비를 맞으며
한 주름 큰 눈물에
온몸 차례로
씻기우네

아아 아름다워라

잎이 가지를 사랑하고

가지가 잎을 사랑하는 거

둘이 함께

뿌리를 사랑하는 거

밤이면 밤마다

금줄 뻗치는 별빛을

지하로 지하로 부어내림을 보고

이 사실을 알았지

보아라

지순무구(至純無垢)

나무들의 사랑을 보아라

머잖아 잎은 떨어지고
가지는 남게 될 일을
이들은 알고 있어
알고 있는 깊이만큼
사랑하고 있어

민물새우는 된장을 좋아한다

— 이재무

　민물새우는 된장을 좋아한다 소문난 악동들 따라 나도 소쿠리에 된장주머니 달아 놓고 저수지 가생이에 담가 놓는다 미역 즐기다 해거름 출출해지면 소쿠리 건져 올린다 된장주머니 둘레에 새까맣게 민물새우떼가 매달려 있다 그걸 담은 주전자가 제법 묵직하다 집으로 돌아오다 남의 집 담장 위 더운 땀 흘리는 앳된 애호박 푸른 웃음 꼭지 비틀어 딴 후 사립에 들어선다 막 밭일 마치고 돌아와 뜰팡에서 몸에 묻은 흙먼지 맨수건으로 터는 엄니는, 한 손에 든 주전자와 또 한 손에 든 애호박 담긴 소쿠리 번갈아 바라보다가 지청구 한 마디 빼지 않는다 "저런 호로자식을 봤나, 싹수 노란 것이 애시당초 큰일 하긴 글렀다, 간뎅이가 부어도 유만부동이지 남의 농사 집어 오면 워찍한다냐 워찍하길" 그런데도 얼굴 표정 켜놓은 박속 같다 아들은 눈치가 빠르다 다음날, 또 다음날도 서리는 계속된다 된장 밝히다 죽은 새우는 애호박과 함께 된장국에 끓여져 식구들 입맛 돋우곤 하였다 그런 날 할머니의 트림 소리는 냇둑 너머까지 들리고 달은 우물 옆 팽나무 가지 휘청하도록 크게 열렸다.

활짝 편 손에
담긴 사랑

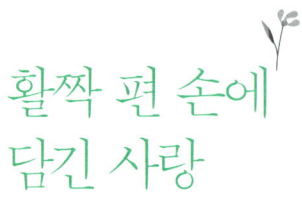

— 에드나 밀레이

활짝 편 손에 담긴 사랑, 이것밖에 없습니다.
보석장식은 없지만, 상처받을까 숨기지 않아요.
모자 가득히 풀꽃을 담아 당신에게 내밀듯이
아니면 치마 가득 사과를 담아 건네듯이
어린아이처럼 외치며, 이 사랑을 그대에게 드립니다.

"제가 무얼 갖고 있나 좀 보세요!
이게 다 당신 거예요."

엄마는 그래도 되는 줄 알았습니다

— 심순덕

엄마는
그래도 되는 줄 알았습니다
하루 종일 밭에서 죽어라 힘들게 일해도

엄마는
그래도 되는 줄 알았습니다
찬밥 한 덩이로 대충 부뚜막에 앉아 점심을 때워도

엄마는
그래도 되는 줄 알았습니다
한겨울 냇물에서 맨손으로 빨래를 방망이질해도

엄마는
그래도 되는 줄 알았습니다
배부르다 생각 없다 식구들 다 먹이고 굶어도

엄마는

그래도 되는 줄 알았습니다

발뒤꿈치 다 해져 이불이 소리를 내도

엄마는

그래도 되는 줄 알았습니다

손톱이 깎을 수조차 없이 닳고 문드러져도

엄마는

그래도 되는 줄 알았습니다

아버지가 화내고 자식들이 속 썩여도 전혀 *끄떡없는*

엄마는

그래도 되는 줄 알았습니다

외할머니 보고 싶다
외할머니 보고 싶다 그것이 그냥 넋두리인 줄만-

한밤중 자다 깨어 방구석에서 한없이 소리 죽여 울던 엄마를 본 후론
아!
엄마는 그러면 안 되는 것이었습니다

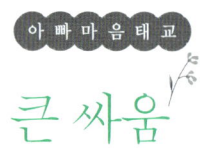

— 작자 미상

한 나이든 인디언 추장이 손자를 불러 말했네.
- 애야, 사람의 마음에서는 매일 '큰 싸움'이 일어난단다. 그 싸움은 네 마음속에도 일어나고 있지.

손자가 궁금해하며 묻기를
- 할아버지, 그게 뭔데요?

- 이 싸움은 우리 모두의 마음속에서 일어나고 있단다. 두 늑대 간의 싸움이지.
한 마리는 악한 늑대로 그놈이 가진 것은 화, 질투, 후회, 탐욕, 거만, 죄의식, 회한, 열등감, 거짓, 자만심, 우월감 그리고 이기심이란다.
한 마리는 좋은 늑대인데 그가 가진 것들은 기쁨, 평안, 사랑, 희망, 인내심, 평온함, 겸손, 친절, 동정심, 아량, 진실 그리고 믿음이란다.

- 어떤 늑대가 이기나요?
손자가 추장 할아버지에게 다시 묻자

추장은 간단하게 대답했다네.
- 네가 먹이를 주는 녀석이 이기지.

{{{ 써보고 싶은 시 }}}

마음에 드는 시를 옮겨 적거나 내가 지은 시를 아이에게 전하세요.

◆◆◆◆◆◆◆◆◆◆◆◆◆◆◆◆◆◆
이 책에 수록된 시의 출처
◆◆◆◆◆◆◆◆◆◆◆◆◆◆◆◆◆◆

| 1장 |
〈방문객〉 정현종
〈바람 부는 날〉 이해인, 《필 때도 질 때도 동백꽃처럼》, 마음산책
〈땅〉 안도현
〈이렇게 세상이 아름다운 것은〉 오인태, 《아버지의 집》, 고요아침
〈사랑은 그렇게 오더이다〉 배연일, 《한국인이 가장 좋아하는 명시 100선》, 민예원
〈하늘〉 박두진
〈사랑하는 별 하나〉 이성선
〈햇빛 일기〉 이해인, 《필 때도 질 때도 동백꽃처럼》, 마음산책
〈너를 기다리는 동안〉 황지우, 《게눈 속의 연꽃(1994)》, 문학과지성사

| 2장 |
〈내가 사랑하는 사람〉 정호승
〈어머니에 대한 고백〉 복효근
〈그리움 1〉 유치환
〈그리움 2〉 유치환
〈강가에서〉 고정희
〈그 먼 나라를 알으십니까〉 신석정
〈갈대〉 신경림
〈수선화에게〉 정호승
〈스며드는 것〉 안도현
〈아들에게〉 문정희
〈아이들은 생활 속에서 배운다〉 도로시 로 놀테, 《긍정 육아: 아이가 성장하는 마법의 말》, 도로시 로 놀테·레이첼 해리스 저, 김선아 역, 중앙생활사

| 3장 |
〈달이 자꾸 따라와요〉 이상국, 《집은 아직 따뜻하다》, 창비
〈어쩌면〉 댄 조지, 《삶이 너에게 해답을 가져다줄 것이다》, 마음의숲
〈저녁에〉 김광섭

〈국화 옆에서〉 서정주
〈내 마음은〉 김동명
〈가을의 기도〉 김현승
〈달·포도·잎사귀〉 장만영

| 4장 |
〈바닷가에서〉 오세영
〈풀꽃〉 나태주
〈고추잠자리에게〉 김미영
〈청노루〉 박목월
〈나뭇잎 나뭇잎〉 김은자
〈밤의 이야기·20〉 조병화

| 5장 |
〈아침 송 − 떠남〉 유자효
〈겨울 강가에서〉 우미자
〈산〉 김광섭
〈해〉 박두진
〈나무들〉 김남조
〈민물새우는 된장을 좋아한다〉 이재무,《길 위의 식사》, 문학사상

∴ 이 책에 수록된 시는 한국문예학술저작권협회와 출판권을 가진 출판사를 통해 저작권자의 동의를 얻어 수록했습니다. 그러나 일부 시는 권리자를 찾을 수 없어 허가를 받지 못했습니다. 권리자가 확인되는 대로 최선을 다해 협의하겠습니다.

∴ 시는 최대한 원문 그대로를 실었습니다. 따라서 표기법이 현재와 다른 곳이 있음을 밝혀두는 바입니다.

잠들기 전 30분, 행복을 노래하다!
엄마 마음, 태교시

초판 1쇄 발행 | 2017년 1월 10일

엮은이 | 심순덕 · 강은정
발행인 | 이종원
발행처 | (주)도서출판 길벗
출판사 등록일 | 1990년 12월 24일
주소 | 서울시 마포구 월드컵로 10길 56(서교동)
대표 전화 | 02)332-0931 | 팩스 · 02)323-0586
홈페이지 | www.gilbut.co.kr | 이메일 · gilbut@gilbut.co.kr

기획 및 책임편집 | 오시정(sjoh14@gilbut.co.kr), 최준란 | 디자인 · 강은경
제작 · 이준호, 손일순, 이진혁 | 영업마케팅 · 진창섭 | 웹마케팅 · 김나정, 구자연
영업관리 · 김명자 | 독자지원 · 송혜란, 정은주

교정 · 이신혜 | 전산편집 · 김보경
독자기획단 2기 · 문영희, 이다랑, 이아람, 조정아, 주선화, 한진선
CTP 출력 · 벽호 | 인쇄 · 벽호 | 제본 · 경문제책

- 잘못된 책은 구입한 서점에서 바꿔 드립니다.
- 이 책에 실린 모든 내용, 디자인, 이미지, 편집 구성의 저작권은 길벗과 지은이에게 있습니다.
  허락 없이 복제하거나 다른 매체에 옮겨 실을 수 없습니다.

ISBN 979-11-6050-093-6 03590
(길벗 도서번호 050118)

독자의 1초를 아껴주는 정성 길벗출판사
{{{ (주)도서출판 길벗 }}} IT실용, IT/일반 수험서, 경제경영, 취미실용, 인문교양(더퀘스트), 자녀교육
www.gilbut.co.kr
{{{ 길벗이지톡 }}} 어학단행본, 어학수험서 www.eztok.co.kr
{{{ 길벗스쿨 }}} 국어학습, 수학학습, 어린이교양, 주니어 어학학습, 교과서 www.gilbutschool.co.kr

{{{ 페이스북 }}} www.facebook.com/gilbutzigy
{{{ 트위터 }}} www.twitter.com/gilbutzigy

〈독자기획단이란〉 실제 아이들을 키우면서 느끼는 엄마들의 목소리를 담고자 엄마들과 공부하고 책도 기획하는 모임입니다. 엄마들과 함께 고민도 나누고 부모와 아이가 함께 행복해지는 자녀교육서, 자녀 양육과 훈육의 실질적인 지침서를 만들고자 합니다.

독자의 1초를 아껴주는 정성!

세상이 아무리 바쁘게 돌아가더라도
책까지 아무렇게나 빨리 만들 수는 없습니다.
인스턴트 식품 같은 책보다는
오래 익힌 술이나 장맛이 밴 책을 만들고 싶습니다.

길벗은 독자 여러분이
가장 쉽게, 가장 빨리 배울 수 있는 책을
한 권 한 권 정성을 다해 만들겠습니다.

독자의 1초를 아껴주는
정성을 만나보십시오.

미리 책을 읽고 따라해본 2만 베타테스터 여러분과
무따기 체험단, 길벗스쿨 엄마 2% 기획단,
시나공 평가단, 토익 배틀, 대학생 기자단까지!
믿을 수 있는 책을 함께 만들어주신 독자 여러분께 감사드립니다.

홈페이지의 '독자마당'에 오시면 책을 함께 만들 수 있습니다.

(주)도서출판 길벗 www.gilbut.co.kr
길벗 이지톡 www.eztok.co.kr
길벗스쿨 www.gilbutschool.co.kr

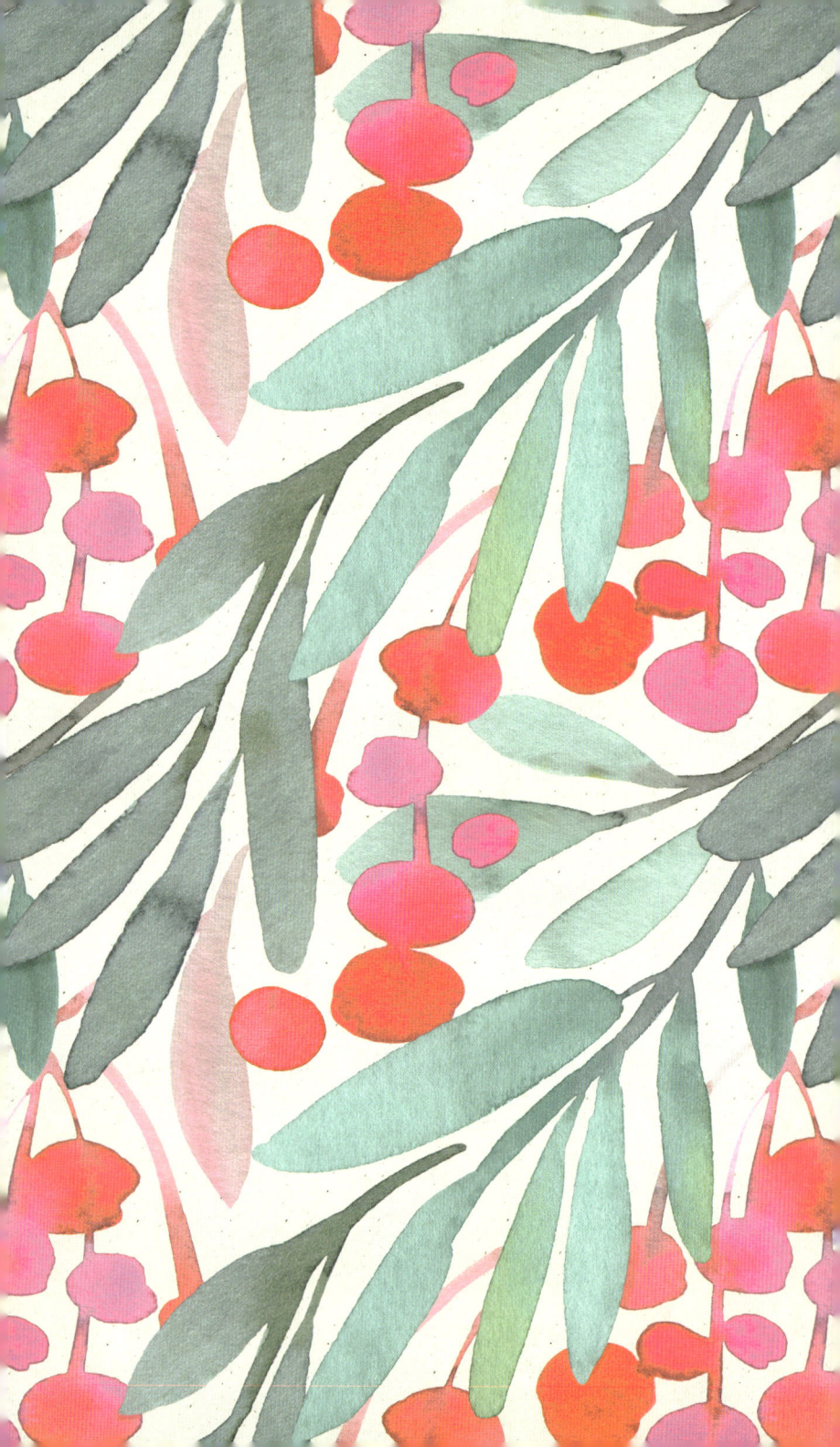

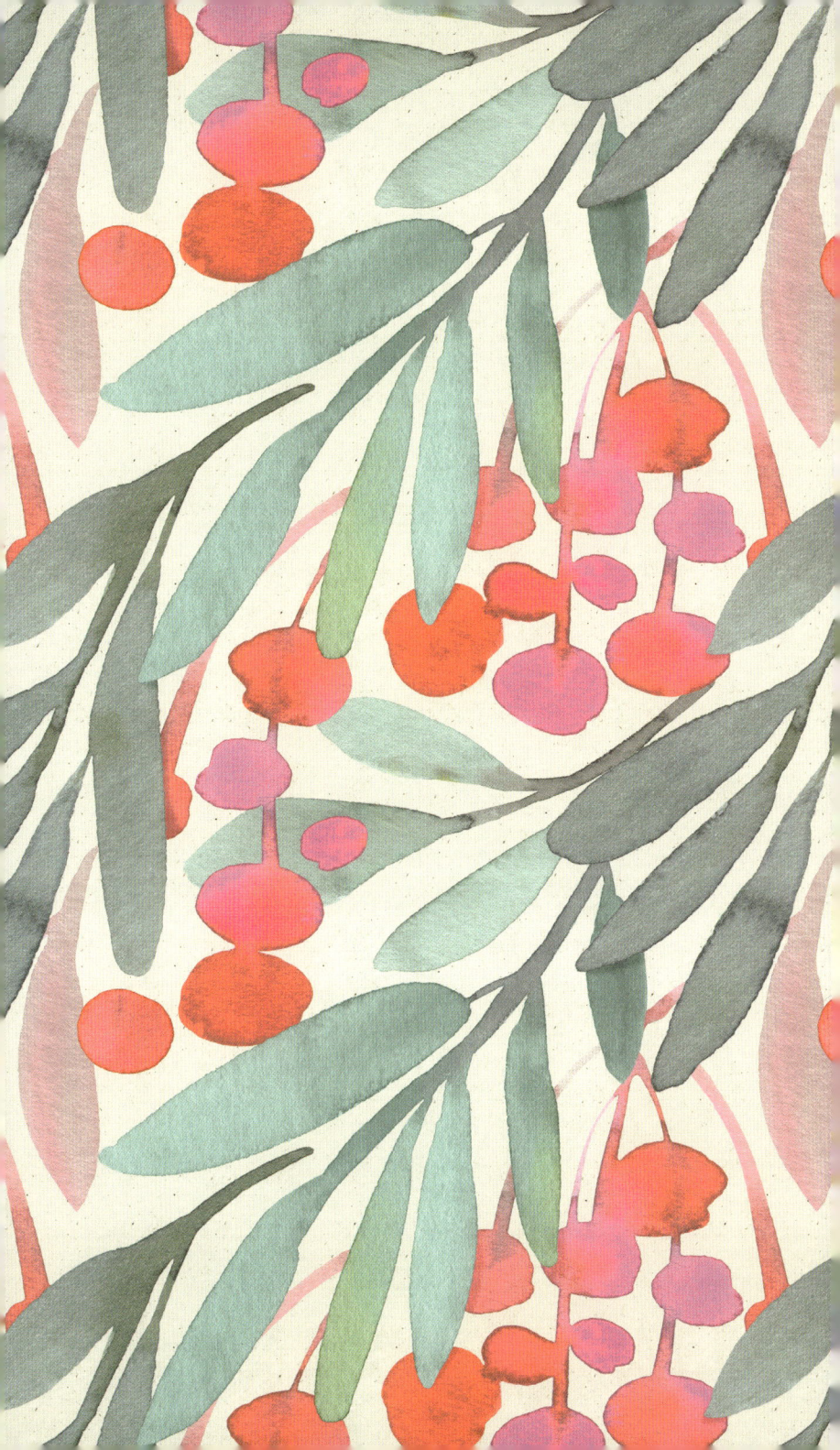